The Vital Nerves:
A Practical Guide for Physical Therapists

神经系统功能解剖：
物理治疗师实用指南

作者　〔英〕约翰·吉本斯（John Gibbons）
主审　黄　杰　祁　奇　任彩丽
主译　朱　毅　苏　彬　陈　斌

北京科学技术出版社

Copyright © 2020 by John Gibbons.
The Vital Nerves: A practical Guide for Physical Therapists 由北京科学技术出版社引进,并根据北京科学技术出版社与 Lotus Publishing和North Atlantic Books的协议约定出版。
绘图:Amanda Williams
摄影:Ian Taylor

著作权合同登记号:图字 01-2021-4613

图书在版编目(CIP)数据

神经系统功能解剖:物理治疗师实用指南 /(英)约翰·吉本斯(John Gibbons)著;朱毅,苏彬,陈斌主译. — 北京:北京科学技术出版社,2022.4(2024.7重印)
书名原文:The Vital Nerves: A Practical Guide for Physical Therapists
ISBN 978-7-5714-1944-8

Ⅰ.①神… Ⅱ.①约… ②朱… ③苏… ④陈… Ⅲ.①神经系统-人体解剖学 Ⅳ.①R322.8

中国版本图书馆CIP数据核字(2022)第006692号

责任编辑:于庆兰	网　　址:www.bkydw.cn
责任印制:吕　越	经　　销:新华书店
图文制作:北京永诚天地艺术设计有限公司	印　　刷:北京捷迅佳彩印刷有限公司
出 版 人:曾庆宇	开　　本:889 mm × 1194 mm　1/16
出版发行:北京科学技术出版社	字　　数:260 千字
社　　址:北京西直门南大街16号	印　　张:11.25
邮政编码:100035	版　　次:2022年4月第1版
电话传真:0086-10-66135495(总编室)	印　　次:2024年7月第3次印刷
0086-10-66113227(发行部)	ISBN 978-7-5714-1944-8

定　　价:118.00元

译者名单

主　审　黄　杰　华中科技大学同济医学院附属同济医院

　　　　　祁　奇　同济大学附属养志康复医院

　　　　　任彩丽　无锡市同仁康复医院

主　译　朱　毅　郑州大学附属第五医院

　　　　　苏　彬　无锡市同仁康复医院

　　　　　陈　斌　同济大学附属养志康复医院

副主译　汤智伟　华中科技大学同济医学院附属同济医院

　　　　　陈　灿　华中科技大学同济医学院附属同济医院

　　　　　陈　煜　无锡市同仁康复医院

译　者　朱　毅　郑州大学附属第五医院

　　　　　苏　彬　无锡市同仁康复医院

　　　　　陈　斌　同济大学附属养志康复医院

　　　　　汤智伟　华中科技大学同济医学院附属同济医院

　　　　　陈　灿　华中科技大学同济医学院附属同济医院

　　　　　陈　煜　无锡市同仁康复医院

　　　　　王梦琪　郑州大学附属第五医院

　　　　　丁东方　郑州大学

　　　　　周　雪　郑州大学

　　　　　马赛超　黄河水利委员会黄河中心医院

　　　　　张　丽　无锡市同仁康复医院

　　　　　黄桂兰　无锡市同仁康复医院

　　　　　张兴来　上海中医药大学附属岳阳中西医结合医院

　　　　　郑　泽　无锡市同仁康复医院

　　　　　曹永武　中南大学湘雅医院

秘　书　刘春玉　海南省肿瘤医院

　　　　　赖西癸　上海体育学院

致所有我教过的学生，如果没有你们，我所做的一切都不可能实现，为此我要衷心地感谢你们！

致 谢

Jon Hutchings（出版社）：我和 Jon Hutchings 的关系变得越来越好。合作这么多年，我能再次被邀请撰写书稿仍然倍感荣幸，好让我继续完成写作梦想，并影响世界各地的治疗师。没有你们的投入和指导，这一切都不可能实现，我非常感谢你们给我这个机会。

Ian Taylor（摄影师）：和 Ian 已是多年好友，我相信他能完全理解成为一名优秀摄影师的意义。他拍摄的照片能达到令人惊叹的效果。作为一名专业人士，他会处理所有的细节以获得最好的表达效果。

Amanda Williams（插画师）：关于插图，我想我一定经常让我的医学插画师头疼，特别是在一年中的某些时候，我不断和她沟通。我敢肯定她有时候并不知道我想要展示什么，因为我可能表达不够准确……我希望，在和我共事多年后，她能理解我了。我必须说，Amanda，你是一个了不起的医学插画师，我真心感谢你做出的所有努力。

Stephen Brierley（编辑）：感谢 Stephen，他再次出色完成了编辑工作。过去我们合作过几本书，我个人非常喜欢他的工作方式。在工作上 Stephen 非常有条理和精准——感谢你尽心地修改书稿并提高我的语言表达水平。

Denise Thomas：Denise 是我迄今为止所有书的模特，这非常好，因为展示了一致性。她也是我多年以来的伴侣，尤其能容忍我暴躁的脾气和不太友善的个性。感谢你在最近的困难时期和这些年来一直陪伴在我身边。

Lee Thomas：非常感谢 Lee，他在这本书所有的视频制作中发挥了重要作用，他完成了拍摄和剪辑视频工作。在你的领域你是一名真正的专业人士，为此我真诚地感谢你。

Margaret Gibbons 和我的家人：致我的母亲，Margaret Gibbons——感谢您在我需要时陪在我身边。祝您在新的一年里万事如意，身体健康。我也希望我快 50 岁的妹妹 Amanda Williams，还有她的丈夫 Philip 生活幸福美满，还希望她的儿子 James 和女儿 Victoria 在大学里可以表现出色，并且开始步入他们自己的职业道路。

最后，我想说的是，我没有一天不想念我的儿子，Thomas Rhys Gibbons，他在 2017 年 2 月 28 日离开了我。我想他一定会为我感到高兴，为他父亲所取得的成就感到骄傲，知道他父亲正在改变世界上很多人的生活。我很想你，Tom，总有一天，我们一定会再在一起的。

前　言

简而言之，我在牛津大学教授的神经测试课程可能是我目前最不受欢迎的课程，该课程适用于所有从业者，如整脊医师、物理治疗师、运动治疗师，甚至是全科医师。我不知道为什么，我总是向我的学生作出以下声明：在我所有的课程中，我觉得关于神经系统及其与肌肉骨骼系统的关系的内容是迄今为止最重要和最有价值的部分。所以这本书才叫这个名字。

但是，基本上无论我说什么、做什么来提升这门课的内容和形式，出勤率还是很低。事实上，我认为问题出在"神经""神经测试"或"神经学"等这样的词语上。此外，每当我向治疗师提及我正在讲授这一学科时，他们中有很多人脸上都带着熟悉的困惑表情，回答道："这是一个很难的学科"或"嗯……也许下次再上这门课吧，因为它听起来很难"。

就我的写作风格而言，我有一个简单的目标——这基本上适用于我迄今为止所写的（或正在写的）每一本书——试图简化与人体解剖和功能相关的复杂主题。这个过程绝对不像听起来那么简单，实际上这是一项相当困难的任务，因为我也在不断地学习，慢慢地充实我的解剖学基础知识。

我试图通过许多不同的途径不断扩充和提升自己的知识库，其中之一就是参加运动医学课程。我发现听外科医生们聊他们的经历是非常有意思的事。我还花了很多时间阅读和研究世界著名作家的写作材料，以及花大量的时间研究网上的相关信息。如果想介绍透彻，我自然会想写更多关于这个主题的文章，而这其中也存在着两难的境地。我认为，要让主题变得简单，就必须用简单的方式来写。如果你对一个主题的很多方面都了解，你当然会想写下所有的信息，再加上你额外研究的部分，等等，突然这本书的体量和内容变得不现实了，更不用说成本了！

2011年，在我开始写第一本书的时候，我发现写书很难，因为我以前从未做过这样的事情。因此，对我来说这是一个巨大的任务，但那本关于肌肉能量技术的书终于出版了。直到今天，治疗师们还经常说那本书读起来"很容易"。有趣的是，我第一本书的销量仍然超过了我其他所有书的销量总和。

我之所以认为我的第一本书比其他书更受欢迎，可能是因为我在开始写之后的书时没有听从自己内心的想法——我应该一遍又一遍地告诉自己："让事情变得简单……让事情变得简单……"当我在写一本关于骨盆、腰椎和骶髂关节的书时，这一点尤为重要，因为我相信你已经意识到关于这些身体部位的话题绝对会很复杂。那本书花了两年多的时间才出版，但我对结果非常满意。虽然很多人都称赞我写了一本了不起的书，但没有一个人向我提到过那本书"很容易"读！

我希望，当治疗师阅读本书时，以及我提到关于神经系统的其他部分内容时，他们会觉得满意，因为至少我已经简化了一个非常复杂的主题，让他们（和所有的读者）都能够真正理解其中的一些内容，更重要的是，可以享受他们所读到的内容。如果在某种程度上，我完成了其中的任何一项工作，那么我已经实现了我的目标。

这本书是专门为物理治疗师而写，而不是为神经外科医生或神经学专家而写，但神经外科医生可以发现这本专业书很有趣，因为书中附有详尽的解释和丰富多彩的图示。在现实中，我们都必须从"学习阶梯"的最底层开始我们的职业生涯，在生活中无论我们从哪里开始，应该自然地从那里向前努力。我的好朋友 Howard 经常对我说："无论走多远，每一次旅程都要始于足下。"这就是这本书的主旨，因为有时候简单的人生旅程是最有意义的。

实际上，写这本书的灵感来自我的一位患者（见下面的案例研究）——我觉得这个案例很吸引人，所以我想和你们分享一下。顺便提一下，在本书的各个章节中，你会发现有很多真实的案例研究，都是我在牛津大学的诊所接诊的患者案例。我希望当你们在阅读这些患者资料时，会和我一样对这些案例感兴趣。我相信分析一些案例会让这本书更有趣，尤其是当讨论涉及在现实生活中患有某种神经系统疾病的患者时。我也希望阅读这些特殊的案例会让你的思维像侦探一样，你会看到线索（症状），然后通过排查，尝试解开谜团（潜在神经疾病的诊断／假设）。

记住，我们都是独一无二的个体。这意味着我们所有人的医学知识都处于不同的水平，自然地，我们都有不同的方式来呈现我们的知识。对于读者来说，我真心希望这本书对你有用，更重要的是，在你自己的职业生涯或临床实践中可以运用其中的知识。

案例分析

有一位患者来找我，说他的脖子和肩膀的神经有问题。故事是这样的，大约在一年前的一个周六早上，他在家附近骑自行车，不幸被一辆卡车撞了。随后，这辆车从他的身体和肩膀上碾过，并在他的右肩上留下了一个轮胎印。救护车到达后直接把他送到了医院，他接受了 X 线检查和 MRI 扫描。奇迹般地，他没有骨折或生命危险，医生告诉他只是轻微的神经损伤。

然而，随着时间的推移，很明显他的伤势并不只是轻微的神经损伤，当我让他举起右臂时，他觉得很无力，不能完成这个动作。神经传导检查显示，部分肩胛上神经（稍后在本书中提及）无法发挥功能，再次 MRI 扫描显示该神经在臂丛神经所在处完全撕裂。外科医生不确定这条神经是否能再生。肩胛上神经可以支配冈上肌及冈下肌（这两块肌肉是肩关节复合体的肩袖肌群的一部分），所以你可以想象如果这条神经不能再生，那么就会影响他的肩关节运动。

我看到这个患者时，大约是在他发生事故的一年后，当时他和他的治疗师一起参加了我的神经测试课程，因为他们对一些不同的康复方法非常感兴趣。当我在课堂上看到他并为他检查时，发现他的肩关节外展明显受限，外旋肌也非常弱（尤其是冈下肌）。我相信即使在极端的情况下，身体的潜能也是惊人的，适应能力非常强，因为当我要求该患者做肩关节外旋时，小圆肌和三角肌后束好像突然"弹出来"，就好像它们在"舞台上"一样，只是扮演了"缺失"的冈下肌的角色。想象一下，这两块肌肉（小圆肌和三角肌）是由腋神经而不是肩胛上神经支配，所以基本上他的肩关节外旋是由这两块肌肉完成，因为冈下肌无法完成这样的动作。我认为这是人体独创性的非凡壮举。

我告诉患者，我觉得神经不会完全再生，但在治疗师的帮助下，患者不知怎么恢复了许多之前失去的活动能力，但在他进行小负荷运动时，力量仍然很弱。希望随着时间的推移，情况会改善一点。

这个特殊的案例给我留下了深刻的印象，让我明白，身体会尝试做任何事情来协助和调整自身。

这个案例还告诉我，我并不具备真正解决此患者神经问题的能力，我只能提供建议。对于那天参加神经测试课程的学生来说，这是一个很好的学习经历。（希望如此！）

当我重读这个案例时，我经常会心一笑，因为我刚写完我的上一本书《肩关节复合体：评估、治疗与康复》（*The Vital Shoulder Complex: An Illustrated Guide to Assessment, Treatment, and Rehabilitation*），实际上我是在去越南度假的飞机上开始写那本书的。那时我刚在中国台北结束了一场研讨会，之后前往中国大陆继续我的演讲，最后返回英国。当时，我的生活似乎就是到异国他乡旅行、演讲或写作，对此我心怀感激，这种度过生命旅程的方式并不糟糕！

对于本书，我的计划是把主要精力集中在周围神经系统——它是什么，以及物理治疗师如何使用评估和特定的工具，如叩诊锤、音叉或其他医疗方法来了解这个有趣的系统。然而，我不会深入讨论脑神经（尽管我会简要地提及并在表格中列出它们）；我也不打算花太多时间谈论神经解剖学，特别是中枢神经系统。也就是说，虽然我写了很多关于神经系统的解剖和生理学的文章，但我的注意力是集中在周围神经系统，因为我想把这本书的整体重点放在这些单个系统是如何工作的基础上。这是我个人的选择——我可以很轻松地写其他主题的内容，但我认为已经有很多关于这些主题的书（特别是脑神经）。所以，为什么要重复讨论这些之前已经被充分讨论过很多次的内容呢？

毋庸置疑，神经解剖学方面的额外知识在物理治疗师的工具箱中占有一席之地。作为运动整骨医师我已执业很多年，我和同事们花了很多时间才获得实用的脑神经检查技巧，但我从未使用过（特别是脑神经）。一旦这本书出版了，如果我经常被问到，如"你为什么不把脑神经写进去？"和"你为什么不加这个或那个？"我是否可以考虑把这些附

加的主题编入第 2 版中。在那之前，你得查阅有关脑神经和中枢神经系统的其他书籍！

曾经有几个来自英国的整骨专业学生问我，我写的关于神经方面的书什么时候出版，我总是回答他们："准备好了就可以了，因为我的书《肩关节复合体：评估、治疗与康复》刚刚出版，和我以前大部分的书一样，这本书至少 2 年才能完成。"这并不是因为我写得慢，而是因为从书稿到图书在市场上销售的过程需要很多人参与，有很多工作要完成。这就是为什么它需要这么长时间的主要原因，这就是图书的生产方式，特别是如果你的目标是出版一本受到人们好评的书时。不过，实际上我是计划早点把这本书出版的，为什么呢？也许是因为我理解别人对我和我对别人充满期待的整个过程。这是迄今为止我写的第 7 本书，所以至少在纸面上，这应该只是一种展现形式（时间会证明一切，但我对此表示怀疑）。

我最近读了亨利·马什（Henry Marsh）写的《善恶双生》（*Do No Harm*）一书，他是一位退休的神经外科医生。我发现这本书很有意思，因为每一章都写了他治疗过的患者，有些成功了，但有些却没有那么成功。他的神经学知识和有关大脑解剖的知识尤其出众，而实际上，这本书是很容易阅读并且令人非常愉快，我相信这是因为他写书的方式，让大部分读者理解起来不那么费劲。我正在尝试将复杂的主题变得简单。Marsh 的书中有一个特别的片段让我觉得非常有意思。他讲到在他给患者做脑部手术时，他认为患者通常是清醒的，实际上只是在手术过程中"感觉不到疼痛"。为什么，我听到有人问，这是因为"为了在大脑中感受疼痛，大脑需要另一部分身体来感受疼痛"……想想看，这真的很简单！

我非常希望你们喜欢读这本书。祝好！

约翰·吉本斯（John Gibbons），2020

缩写列表

ACh（acetylcholine）乙酰胆碱

ANS（autonomic nervous system）自主神经系统

AROM（active range of motion）主动关节活动范围

ASIS（anterior superior iliac spine）髂前上棘

CES（cauda equina syndrome）马尾综合征

CN（cranial nerve）脑神经

CNS（central nervous system）中枢神经系统

CSF（cerebrospinal fluid）脑脊液

CSP（cervical spine）颈椎

CT（computed tomography）计算机断层扫描

CTJ（cervical thoracic junction）颈胸连结

CTS（carpal tunnel syndrome）腕管综合征

DDD（degenerative disc disease）椎间盘退行性病变

DRG（dorsal root ganglion）背根神经

DTR（deep tendon reflex）深腱反射

ECG（electrocardiogram）心电图

EDL（extensor digitorum longus）趾长伸肌

EHL（extensor hallucis longus）姆长伸肌

EMG（electromyography）肌电图

FDP（flexor digitorum profundus）指深屈肌

FDS（flexor digitorum superficialis）指浅屈肌

FPL（flexor pollicis longus）拇长屈肌

Gmax（gluteus maximus）臀大肌

Gmed（gluteus medius）臀中肌

Gmin（gluteus minimus）臀小肌

HVT（high-velocity thrust）高速冲击手法

IP（interphalangeal）指骨间关节

JPS（joint position sense）关节位置感

KISS（keep it simple stupid）KISS 原则

LMN（lower motor neuron）下运动神经元

LOAF〔lateral lumbricals (first and second), opponens pollicis, abductor pollicis brevis, flexor pollicis brevis）〕外侧蚓状肌（第一、第二）、拇对掌肌、拇短展肌、拇短屈肌

LT（light touch）轻触觉

MCP（metacarpophalangeal）掌指关节

MET（muscle energy technique）肌肉能量技术

MND（motor neuron disease）运动神经元病

MRI（magnetic resonance imaging）磁共振成像

MS（multiple sclerosis）多发性硬化症

NHS（UK National Health Service）英国国家医疗服务

NSAID（nonsteroidal anti-inflammatory drug）非甾体抗炎药

NTT（nerve tension test）神经张力测试

OA（osteoarthritis）骨关节炎

OAF（opponens pollicis, abductor pollicis brevis, flexor pollicis brevis）拇对掌肌、拇短展肌、拇短屈肌

PROM（passive range of motion）被动关节活动范围

PD（Parkinson's disease）帕金森病

PID（prolapsed intervertebral disc）椎间盘脱出

PNS（peripheral nervous system）周围神经系统

POP（plaster of Paris）熟石膏

PSA（prostate specific antigen）前列腺特异性抗原

PSNS（parasympathetic nervous system）副交感神经系统

PVD（peripheral vascular disease）周围血管疾病

RMP（resting membrane potential）静息膜电位

ROM（range of motion）关节活动范围

SLR（straight leg raise）直腿抬高

SNS（sympathetic nervous system）交感神经系统

TFL（tensor fasciae latae）阔筋膜张肌

TOS（thoracic outlet syndrome）胸廓出口综合征

ULTT（upper limb tension test）上肢张力测试

UMN（upper motor neuron）上运动神经元

目　录

第一章

神经系统功能解剖学

从记事起，我就一直对神经的结构和作用感到着迷，特别是在看过 Bodyworks 展览会上塑化的人体标本之后。在这个展览会上，有一具特殊的尸体与众不同，它展现了所有的神经。当你能看到如此迷人，甚至令人兴奋的事物时，你就会意识到人体是多么复杂。那天我在展会上看到的"仅仅"是神经——没有血液或淋巴管（同样令人印象深刻）。简单地说，神经系统是多么的重要和完美（图 1.1）。

曾经，我总是觉得基础的神经解剖学和生理学有点枯燥乏味，尤其是大学听外科讲座的时候。神经学家或神经外科医生通常会在这些研讨会上授课，但问题是，即便老师讲授的是神经病学的基础知识，都足以让我和其他同学想要退缩。当我听这些知识渊博的专业人士讲解几分钟后，我就想离开了，因为我只是努力去理解他们所讲的知识，而没有把这些知识内化进我的大脑。即使在家或图书馆，我也发现阅读有关神经病学的书籍是件费神的事，尤其是那些由专业学者撰写的书籍（可悲的是，大多数此类书籍都是由神经学家、医学博士或外科医生撰写的）。

任何时候开始学习均有意义，所谓"朝闻道，夕死可矣"。如果你是这一领域的新人，那么我真心希望，我的这本书能让你觉得神经病学这门学科比我初次学习该课程时更有趣，更令人兴奋。

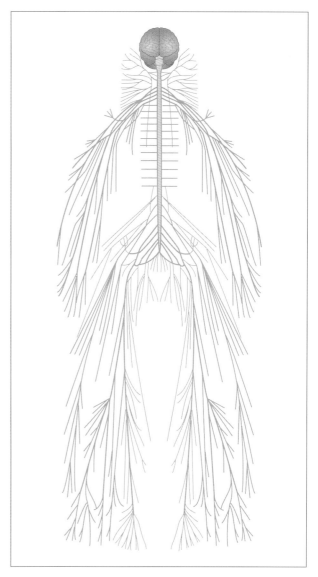

图 1.1 神经系统

■ 神经系统

简单地说，神经系统通过将化学信号或电信号从身体的一个部位传到另一个部位或是从一个细胞传到另一个细胞来控制身体。我认为这个系统发挥的作用如同国王、王后或是国家总统；换句话说，它是掌控一切的统治者，所有其他系统都会服从于它。这就是神经系统的作用：人体的控制中心。人的所有活动、所有器官和数十亿的细胞、所有的生理和心理反应，以及所有的思想都由神经系统控制。我们不能低估它的力量。人们每天摄入的热量中大约有 25% 是由大脑活动单独消耗掉的。

一般来说，神经系统有 3 个基本功能：

1. 感觉输入（这些信息来自皮肤或眼睛）
2. 感觉信息的整合（在这个层面上作出决策）
3. 运动输出反应（信息被传递到效应器，如骨骼肌）

在人体内，神经系统主要由两个系统组成：中枢神经系统和周围神经系统。中枢神经系统（central nervous system，CNS）由大脑和脊髓组成，是主要的控制中心。周围神经系统（peripheral nervous system，PNS）由上万条神经组成，这些神经将脊髓（中枢神经系统的一部分）与骨骼肌和感受器连接在一起，因此，这个独特的系统基本上就是通信中心。

周围神经系统包括感觉（输入）和运动（输出）两部分。其中，运动组成部分又分为躯体神经系统（又称随意神经系统）和自主神经系统（又称不随意神经系统）。自主神经系统又进一步分为交感神经系统（"战斗或逃跑"反应）和副交感神经系统（"休息和消化"反应）。图 1.2 中的流程图概述了神经系统的组成部分。

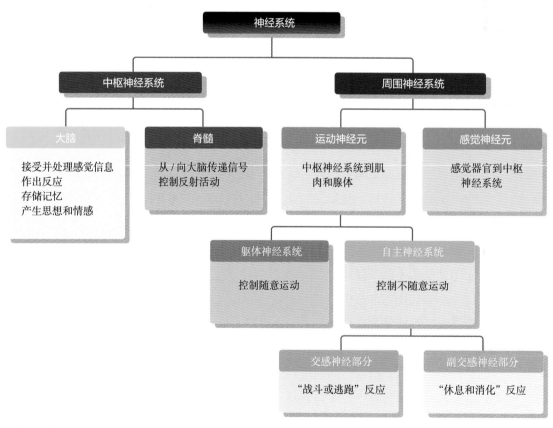

图 1.2　神经系统的分类

什么是神经和神经元？

对大多数人来说，神经和神经元似乎是一回事，但实际上它们两者结构不同。然而，由于神经被认为是神经元的投射，因此两者自然就被联系在一起。

神经元

神经元，又被称为神经细胞，存在于大脑、脊髓和周围神经中。神经元是控制人类一切行为的基本单位：它们发送、接收并传递信号（类似火车站），而神经则将信息传递到身体的各个部位（类似火车沿着铁轨行驶）。大脑中存在 850 亿～1000 亿个神经元。

基本上，神经组织是由神经元组成的，但也有相互连接的支持细胞。这些支持细胞被称为胶质细胞（也被称为神经胶质细胞），它们构成了大脑内的主要细胞（请参见下面的神经胶质细胞）。

神经元的类型

神经元通常具有相同的结构，是构成神经组织的细胞。神经元主要由 3 部分组成：胞体（树干）、轴突（树根）和树突（与树突棘相连的树枝），如图 1.3 所示。

简单地说，胞体是控制中心，包含细胞核、线粒体和其他成分。树突是倾听者，因为它们连接着其他细胞，接收信号和信息（输入）。树突棘从突触的特殊连接点的分支上伸出来。树突通过树突棘接收信息。轴突通常是发声者，当一个神经元想与另一个神经元交流（输出）时，它就开始发挥作用，通过动作电位来实现这一过程（稍后会说明这些）。

更复杂的是，实际上有 4 种不同类型的神经元（图 1.4）。

- 多极神经元
- 双极神经元

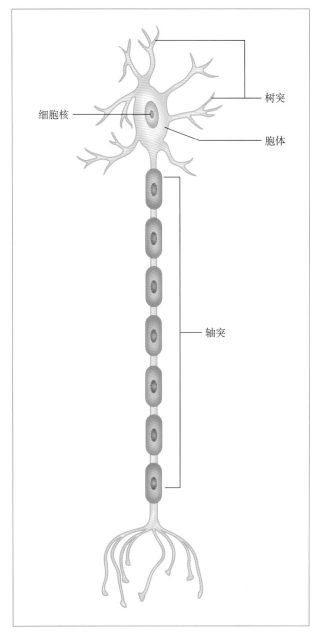

图 1.3　典型的神经元及其胞体、轴突和树突（带有树突棘）

- 单极神经元
- 假单极神经元

神经系统中的大多数神经元都是多极的，包含一个轴突和许多树突。这种类型的神经元将是本文介绍的重点。双极神经元很少见，一般存在于眼睛的视网膜中；而单极神经元是感觉神经元，存在于脊髓和脑神经节（感觉神经元的集合）的胞体中，并且只有一个从胞体伸出的结构。假单极神经元主要构成感觉神经元，且与双极和单极神经元具有相

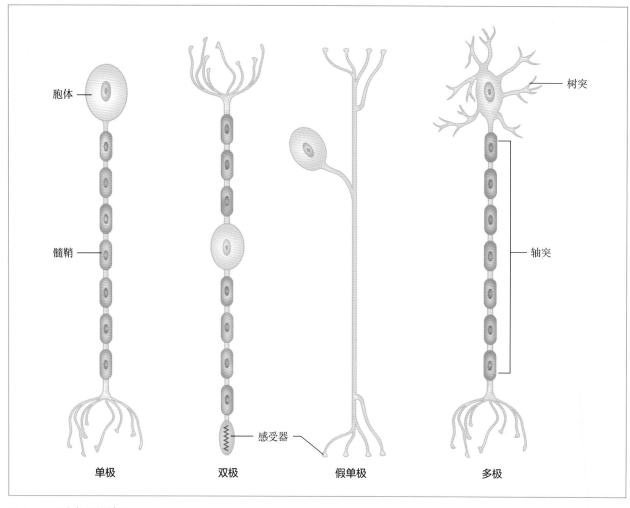

图 1.4　4 种类型的神经元

似的特征。它们有一个从胞体伸出的结构（就像单极神经元一样），在离胞体不远处分成两个独立的分支：其中一个分支连接树突，不断地接收信息；另一个分支连接脊髓，将信息传递给中枢。

　　在神经系统中，根据神经元的特定功能，通常将其分为 3 类：

　　1. 感觉神经元
　　2. 运动神经元
　　3. 中间神经元

感觉神经元

　　感觉神经元，也被称为传入神经元，仅能将接收到的感觉信息传递给中枢。这些信息通常来自声音、触觉、热觉、冷觉、痛觉、光、振动、本体感觉等物理信号，以及体内感受器接收到的与嗅觉和

味觉相关的化学信号，感觉神经元将这些信号传递给中枢神经系统。大多数感觉神经元是假单极神经元，这意味着它们只有一个轴突和两个类似树突形态的组织结构。

运动神经元

　　运动神经元，也被称为传出神经元，与感觉神经元的功能相反，它们将中枢神经系统整合后的信息传递给机体的效应器，如腺体和骨骼肌。

　　脊髓内的运动神经元是中枢神经系统的一部分，它们连接骨骼肌、平滑肌、腺体和内脏。实际上，运动神经元有 2 种类型：一种神经元直接从脊髓连接到肌肉，被称为下运动神经元；另一种神经元从脊髓连接到大脑，被称为上运动神经元。通常，运动神经元是多极的，这意味着它们有一个轴

突和许多相连的树突。

中间神经元

中间神经元，又称联合神经元，仅存在于中枢神经系统（大脑或脊髓）中，而周围神经系统中没有发现此类神经元。例如，位于脊髓灰质内的脊髓中间神经元在传入的感觉神经元和传出的运动神经元之间传递信号，这个过程称为感觉–运动整合。这些神经元将感觉神经元和运动神经元连接在一起，因为它们位于两个神经元（一个传入神经元和一个传出神经元）之间，所以它们实际上起到了桥梁的作用。中间神经元是多极的，也可以与其他中间神经元进行信息交换。

大脑内的神经元

实际上，与其他神经元相比，位于大脑内部的神经元很难区分。例如，位于脊髓周围神经系统或中枢神经系统内的神经元很容易被识别，可以根据功能来判断其类型，这是一个相对简单的过程。然而，大脑内可能有数百种不同类型的神经元，将这些神经元分隔开来确定它们是感觉神经元还是运动神经元几乎是不可能的。研究人员仍在努力解决这一问题，毫无疑问，这将需要很长时间。

关于神经元的有趣事实

神经元是体内最长寿的细胞之一，基本上和人的生命一样长。与体内其他一些能够多次再生的细胞不同（如皮肤细胞），神经元细胞不具有再生能力，但它们极其耗能，有着贪得无厌的胃口，就像一个正在成长的青少年，通过不断地吃光冰箱里的食物来补充体能。神经元的结构基本上都相同，它们具有较高的代谢率，所以需要大量的氧气和葡萄糖（热量）来维持功能。

神经

从根本上讲，神经只是初级结构，只存在于周围神经系统中。每条神经均由神经束组成，神经束中包含数百个神经元的神经纤维。

周围神经包含以下结构（图 1.5）。

- 轴突
- 神经外膜
- 神经内膜
- 神经内液
- 神经束膜
- 神经束
- 多糖–蛋白质复合物
- 髓鞘

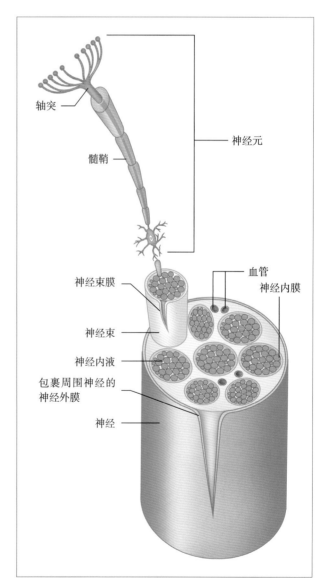

图 1.5 周围神经结构

轴突

轴突是神经细胞或神经元发出的一条细长的，呈放射状的突起，通常称为神经纤维。轴突比人的头发细很多倍，它的功能是将信息（称为动作电位的电脉冲）从神经元胞体传递到其他神经元、腺体和肌肉。一个神经元往往只有一个轴突，但可以与其他神经元相互连接。尽管有些轴突长度只有 1mm，但有些却可以延伸很远的距离，如从脊髓一直延伸到足部。轴突与其他神经元、肌肉及腺体细胞相连接的连接点被称为突触，这是一侧的轴突末端与另一侧的树突或胞体之间的连接。

轴突也会形成分支，称为轴突侧支。这些额外的突起（类似树的根）被用于向其他神经元发送信号。这些侧支也会分裂成末梢分支，每个分支的尖端都有一个突触末梢。周围神经系统中较长的轴突周围有一层脂肪绝缘层（使大脑物质呈白色），这种白色的脂肪物质由施万细胞（一种胶质细胞）产生，形成一种类似于鞘的包裹结构，称为髓鞘，如图 1.6 所示。这种独特的髓鞘可以加快信号传输的速度，尤其是在远距离的信号传输中。

神经外膜

神经外膜是包裹周围神经最外层的结构。它就像脊髓神经的"皮肤"一样，由一层致密的结缔组织组成。

神经内膜

神经内膜是一层包裹轴突的结缔组织结构。

神经内液

在某种程度上，神经内液与中枢神经系统的脑脊液（cerebrospinal fluid, CSF）相似，然而这种液体蛋白含量较低，这与周围神经系统的功能有关。

神经束膜

神经束膜是另一层结缔组织包裹层，这个特殊的鞘包裹着神经束。

神经束

神经束是被包裹在神经束膜保护鞘内的一小束神经纤维。

多糖 – 蛋白质复合物

基本上，多糖 – 蛋白质复合物是包裹所有细胞膜的黏液层（想象当你捡起一条鱼时，你可以感受到它外面的一层黏液）；它由糖蛋白层（碳水化合物链与蛋白质链相连）和糖脂层（碳水化合物链与脂肪链相连）组成。多糖 – 蛋白质复合物能够阻止某些细菌的入侵，也能控制健康的细胞去对抗病变的细胞和阻止入侵的细胞。

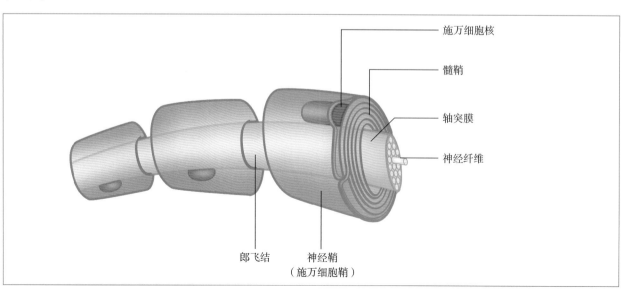

图 1.6　有髓鞘和施万细胞的轴突

髓鞘

作为绝缘层的髓鞘，包裹并保护着轴突。髓鞘可以加快电信号通过轴突的传导速度。如果没有它，大脑发出的信号可能无法传到下肢的肌肉。

如图 1.7，你可以看到单个神经元的结构。胞体是神经元及其生命维持系统的"指挥部"，它包含细胞核、线粒体和存储基因信息的 DNA。你可以看到从胞体伸出的树突（树状结构），它们负责接收来自其他神经元和感觉细胞的信号。轴突将信号从胞体传递到其他神经元，正如我前面提到的，它的长度可以很短（1mm），也可以很长（1m 或更长）。

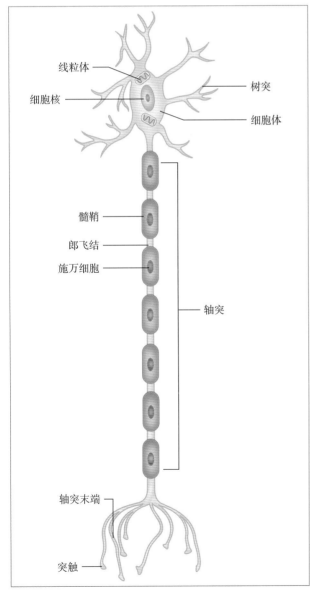

线粒体
细胞核
树突
细胞体
髓鞘
郎飞结
施万细胞
轴突
轴突末端
突触

图 1.7 包含轴突、树突及细胞体的神经元

胶质细胞

在神经元周围还有其他的细胞，被称为胶质细胞（来自希腊语 glia，意为胶水），通常它们的作用是保护神经元（像保镖一样）。胶质细胞可以被视为维持和支持神经元结构的"脚手架"或"胶水"，如图 1.8（a）所示。它们还具有提供营养、绝缘并帮助信号传递的作用。周围神经系统内的胶质细胞只有 2 种类型：一种是卫星细胞，如图 1.8（b）所示，它包围着神经元的细胞体；另一种是施万细胞，它有助于形成髓鞘，且具有隔离神经元的作用。

中枢神经系统中有大量的胶质细胞，大脑 50% 的重量都是由这些细胞构成，其数量与神经元的细胞数量之比约为 10∶1。例如，有一种胶质细胞叫作星形胶质细胞（呈星形），它们将中枢神经系统内的神经元与毛细血管相连，从而进行物质交换，如图 1.9 所示。星形胶质细胞还形成血 - 脑屏障，阻止有害物质进入大脑。还有一种细胞叫作小胶质细胞。这些细胞在本质上具有保护作用，能够抵御微生物入侵大脑和脊髓。基本上，如果没有了神经胶质细胞的活动，神经元就会停止工作；而当神经胶质细胞开始出现功能异常时，就会发生灾难。例如，脑胶质细胞瘤通常是由神经胶质细胞的突变引起的。

神经元和神经胶质细胞的区别在于，神经元含有一个轴突和许多树突并产生动作电位，而神经胶质细胞没有此功能，它的作用是提供正确的支持机制，并使与它们直接连接的神经元正常工作。

中枢神经系统内还有许多其他类型的神经胶质细胞，但这不在本书关于中枢神经系统论述的范围内，在此不再赘述。

神经传导生理学

我相信，在很大程度上神经系统的工作被认为是理所当然的。例如，当你正在读这本书时（希望

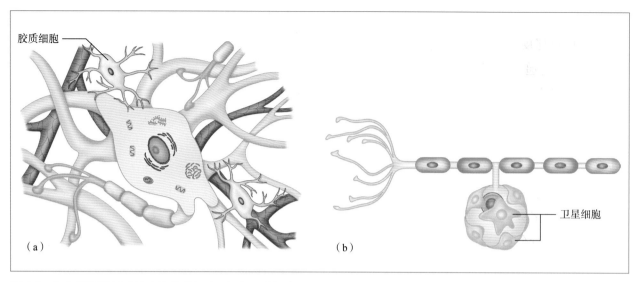

图1.8 （a）周围神经系统内的胶质细胞。（b）卫星细胞

你喜欢它的内容），从视觉上来说，你的眼睛正在看你在页面上所看到的内容。我们可以称之为通过眼睛接收的感觉输入。然后，一旦你读完了本页上的文字，大脑将会决定（整合）下一步要做什么。紧接着大脑希望运动系统能与你的手指交流，让你翻到下一页。

在你继续阅读之前，请暂停片刻，思考一下你如何做才能真正阅读这篇文章，尽管这是一项简单的任务。现在，我想让你做的是把注意力集中在呼吸上，因为这是你生命支持系统的一部分，没有它，我们就会死去……这不是一个好主意，对吗？问你自己以下几个问题：你的体温是多少？你感觉很温暖还是有点冷？你现在的坐姿让你感觉舒服

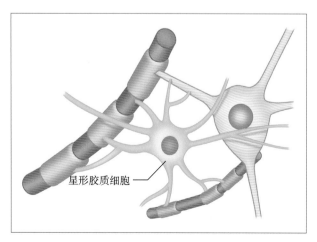

图1.9 中枢神经系统内的星形胶质细胞

吗？还是因为你已经坐了几个小时了，所以想站起来？现在停下来，静静地倾听你所处环境中的声音。此时此刻我一边写着这篇文章，一边听着花园里的鸟鸣，还看着一只寻找坚果的松鼠从我窗前匆匆爬过。所有这些事情，以及上百万个活动过程，都在此刻发生，而其中大部分不受你控制。我上面提到的一切主要是由神经系统控制的——这确实很神奇，你难道不觉得吗？

如果我们的神经系统能够运作正常，肯定与良好的沟通有关，就像工作场所一样。这类似于你跟老板进行一对一的讨论。就人体的神经系统而言，通信是在神经元之间进行的，平均每个人的大脑中有超过100万亿个神经连接。为了通信，需要发送一个信号（以及接收信号的能力）来启动该过程。例如，中枢神经系统发出信号，周围神经系统就会对此作出反应，即沿神经纤维（神经元）轴突（火车轨道）不断地发出信号。这通常是由α运动神经元（脑干和脊髓中支配骨骼肌纤维的较大的多极下运动神经元）来完成的，电信号（火车）能以大约431 km/h的速度传播——相当快了，不是吗？

在进入下一阶段之前，我想通过一个例子来回顾一下到目前为止我已经讲过的内容，例如，如果一只蜘蛛从你的腿上爬过会发生什么。腿部皮肤内的感觉神经元会察觉到蜘蛛的移动，就像你眼睛里

的视觉感受器捕捉到的一样（脑神经Ⅰ、Ⅲ、Ⅳ、Ⅵ）。来自腿部皮肤的感觉信号将由包裹有髓鞘（可加快信号传递）的轴突进行传递，通过感觉传入神经传递到脊髓的中枢神经系统。当信号到达脊髓时，它将通过许多多极中间神经元进行连接，其中一些可能会自动向多极下运动神经元发出信号，股四头肌收到该信号引起收缩并触发踢腿动作，从而抖落蜘蛛（脊髓反射）。然而，蜘蛛接触皮肤的信息也会通过多极上运动神经元传递到大脑。大脑对此信息进行分析整合，并决定下一步该做什么——可能是尖叫或踢腿，也可能是让人放松、冷静，慢慢地把蜘蛛从腿上移走。这听起来很简单，但是它的实际过程是什么样呢？

虽然每个神经元同一时间只能以相同的强度和速度发送一个信号，但是它能够改变信号的频率（数量）。这些脉冲信号统称为动作电位，我们下面将对其进行讨论。

电信号（电压）是如何沿着轴突（电流）传递的呢？我记得曾经看过一个视频，导师把神经元描述成一袋电池，每块电池都有一定的潜能。如果要完成一个简单的任务，就需要动力，这就是电。每块电池都有正极和负极，并有释放能量的潜能。同样的原理也适用于数百万计的神经元。然而，如果电池没有被接通或是没电了，它将不会工作（就像汽车里的电池没电了，发动机将不会运转）。但是，只要你把电源接通，它就会工作，如手电筒会亮、儿童玩具会启动。通常身体的每个神经元就像一块可单独充电的电池，它需要某个事件来启动并将它们连接在一起。

在每个神经元内，细胞膜包裹着轴突的外层，将正电荷和负电荷分隔开。在静息状态下，什么都不会发生，该神经元被称为静息神经元，如图1.10所示；没有信号沿着轴突传递，这就是静息电位（resting membrane potential，RMP），膜电位水平通常为-70mV。如图1.10所示，位于神经元内的细胞带负电荷，而细胞膜外的细胞带的正电荷更多。

神经元外的间隙称为细胞外间隙，而神经元内的间隙称为细胞内间隙。这些间隙中存在大量的离子，尤其是钠离子（Na^+），它们带正电荷（+）。一般来说，位于细胞膜外的钠离子的数量比膜内多。在神经元的细胞膜内，有更多的钾离子（K^+），这些离子也带正电荷；然而，钾离子与带负电荷（-）的较大的蛋白质相连。总的来说，细胞膜外的钠离子比细胞膜内的钾离子多。此效应导致细胞膜内的负电荷增加，这种状态称为极化。

钠-钾泵和电压门控钾离子（K^+）通道

神经元内发生的所有电活动都是由离子的运动来控制的。需要一些特殊的泵和通道来帮助该活动

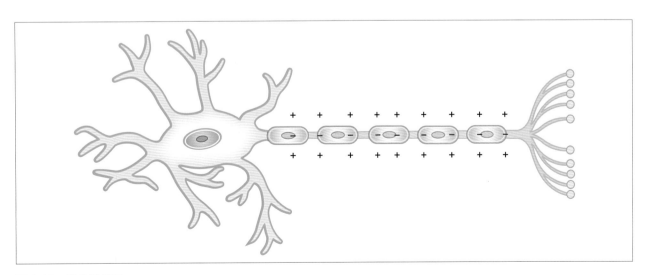

图1.10　静息神经元

发生。这些泵被称为钠－钾泵，位于神经元的细胞膜上，如图1.11（a）所示，轴突上有很多这种特殊的泵。然而，除了钠－钾泵，还有其他类型的进出通道，它们贯穿细胞膜，允许离子通过。其中一个通道被称为"电压门控通道"，这些闸门根据细胞膜两侧的电位变化而打开和关闭，如图1.11（b）所示。

动作电位

让我们用一个例子看一下钠－钾泵的工作原理。简单地说，钠－钾泵每泵入2个K^+，就会泵出3个Na^+，这将改变电荷梯度。如前所述，这种离子通道将是每个神经元内所有电活动的主要功能基础。要使神经元内的电活动发生实质性的变化，需要有动作电位，而动作电位只有在神经元去极化（膜内负电荷减少）时才会发生。去极化的过程需要一些刺激，如摸一些非常热的东西或有一只蜘蛛从你的腿上爬过。在这些情况下，Na^+迅速通过泵或电压门控K^+通道进入细胞内。一旦超过–55mV这一阈值，细胞膜内正电荷数量继续快速增加到+40mV。这又会产生动作电位（图1.12）并形成连锁反应，沿着轴突进行传导。

一旦发生去极化，则此过程的下一个阶段就是复极化，如图1.13所示。此时，K^+通过电压门控K^+通道涌出，从而使细胞膜内有更多的负电荷，并使电荷状态回到平衡。去极化和复极化的过程发生在不应期，这一过程确保每个动作电位都是一个独特的事件，也被称为"全或无"事件。

然而，如果只有弱刺激，那么动作电位就不会被频繁地激活。例如，当你的大脑让你的手指从桌子上拿起一枚硬币或一支笔时，那么它被触发的频率要比从地上举起一个沉重的箱子或紧紧地握紧某人的手时要低。后者的刺激更大，以提醒更多的肌肉更用力地收缩，以提起箱子或握手。神经冲动的传导速度主要取决于轴突的直径：轴突直径越大，信号沿轴突传递的速度就越快，因此，动作电位将更快地发生。

髓鞘和郎飞结

在周围神经系统中有一个神奇的结构叫作髓鞘，之前我们简单提过。如图1.14所示，髓鞘允许神经冲动从鞘内的一个间隙跳跃到另一个间隙，从而提高神经冲动在轴突中的传递速度。这些髓鞘之间自然形成的间隙被称为郎飞结，以法国解剖学

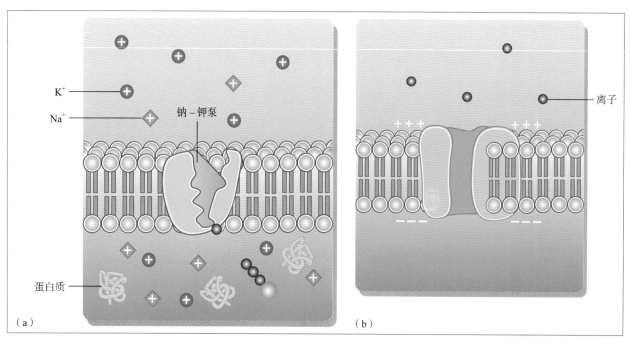

K^+

Na^+

钠－钾泵

蛋白质

（a）

离子

（b）

图1.11 （a）钠－钾泵。（b）电压门控K^+通道随着膜电位的变化而开关

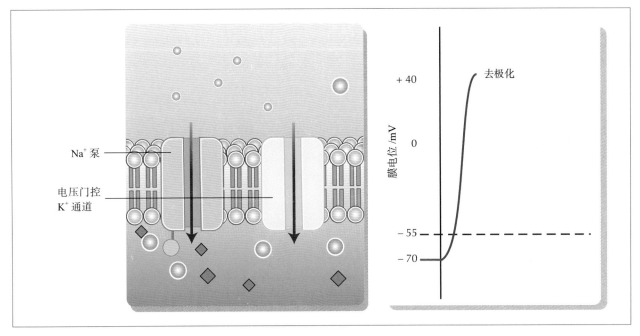

图 1.12 动作电位引起去极化

家 Louis-Antoine Ranvier 的名字命名。节点之间的跳跃效应称为跳跃式传导（源自拉丁语 saltare，意为跳跃）。髓鞘间隙的概念意味着轴突有通向细胞外部的通道结构，通过增加更多的电压门控 K⁺ 通道，它可以利用额外的动作电位，让离子通过这些

间隙。这个过程是一个信号增强器，如果轴突很长，这个过程很有用；如果没有信号增强器，信号在经过漫长的传导后就会变得非常微弱。

突触

在我看来，神经元之间的交流机制与我们使用手机进行交流的机制相似。如果我们给某人发短信或打电话（这个过程越来越少了），那么这只是两个人之间的交流；然而，也有可能同时与多人进行小组讨论（通过群交流）。这种技术能通过突触这一生理结构来实现；这基本上就是神经元相互交流的方式！英国神经生理学家 Charles Scott Sherrington 先生于 1897 年首次提出突触的概念。

神经递质

那么突触实际上是如何相互交流的呢？当两个神经元聚集在一起，或者当一个神经元与靶细胞（肌肉或腺体）接触时，就像一开始说的通信线路中断了（火车轨道有一端中断了）。为了使电信号沿着轴突继续传递，就需要有连接两个神经元之间间隙（突触间隙）的能力。要实现这一过程，通常应将电信号转换成化学信号，这就是神经递质的作

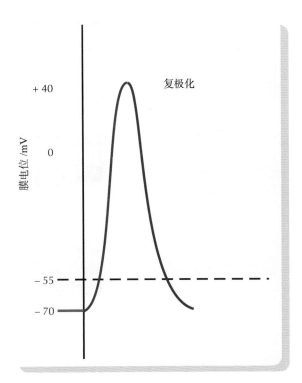

图 1.13 复极化

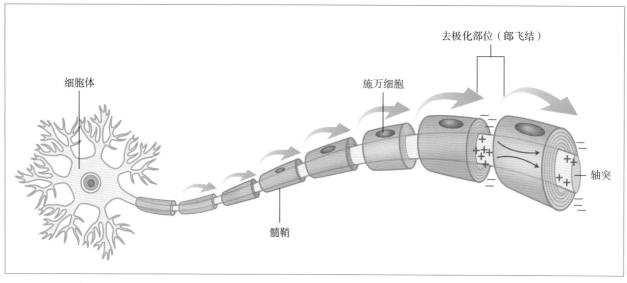

图1.14　信号通过髓鞘和郎飞结传递

用。神经递质能够将电信号转化为化学信号，然后再转化为电信号。

　　神经系统中有数十亿个神经元，它们都需要神经递质的作用来维持广泛的交流。一旦此转换过程发生并通过间隙，信号就可以继续传递，这个间隙称为突触间隙（图1.15）。这个小间隙的宽度实际上只有25.4 nm（百万分之一英寸），或者说比一张纸薄一千倍！你能想象吗？

　　在突触处，发送信号的细胞（即突触前细胞）向接收信号的细胞（即突触后细胞）传递信号；这个信号既可以兴奋靶神经元，也可以抑制靶神经元。通常，突触的信号传递是基于化学信号，但如果需要更快的传递信息，它也可以通过电信号传递，尽管后者不太常见。就突触的信号传递而言，化学突触控制能力更强，数量更多，传递速度更慢，通常比电突触（如在心肌中需要电信号）更精确，更有选择性（它们选择把信息发送到哪里）。

　　如上所述，化学传递涉及神经递质，它们将信息从突触前神经元传递到突触后神经元。单个轴突可以有许多分支连接到大量的突触后神经元，并且可以同时接收数千个传入信号。在突触前神经元的轴突末端有一个叫作突触小泡的结构，里面充满了数千个来自神经递质的分子。突触前神经元末端与突触后神经元膜之间形成的间隙称为突触间隙，如图1.16所示。需要阐明的是，这个间隙是神经递质从轴突末端（突触前）穿过的地方，并在接收细胞的受体区域（突触后）接收。实际上，这两个神经元从未相互接触，它们被突触间隙分隔开。

　　问题是，电信号如何在突触间隙转变成化学信号？通常当动作电位（信号）沿着轴突传递时，激活了钠－钾泵和电压门控通道，释放 Na^+ 和 K^+，最终到达突触前神经元的轴突末端。这就是它开始变得有趣的地方，因为现在细胞膜内的电压门控 Ca^{2+} 通道被激活（图1.17）；带正电的 Ca^{2+} 在神经元外浓度较高，可以直接通过通道进入细胞。

　　增多的 Ca^{2+} 使突触小泡与轴突末梢膜融合。随后，神经递质分子在突触间隙内被释放，并穿过间隙与突触后神经元结合；如图1.18所示，它是接收细胞，要么是树突，要么是胞体。

　　一旦神经递质与接收细胞结合，化学信号就将转换成电信号，继续产生动作电位。然而，在此阶段还有其他的选择，因为这通常取决于哪种特定的神经递质与哪种受体结合：它们或者引起接收神经元的兴奋，或者抑制（像打开或关闭一盏灯），这取决于离子通道的开放或关闭。如果需要动作电位信号（打开），那么靶细胞的信号将是兴奋的（正性的）。突触后神经元细胞膜内的正电荷增加，从而使电信号继续传递到下一个神经元。此外，如果

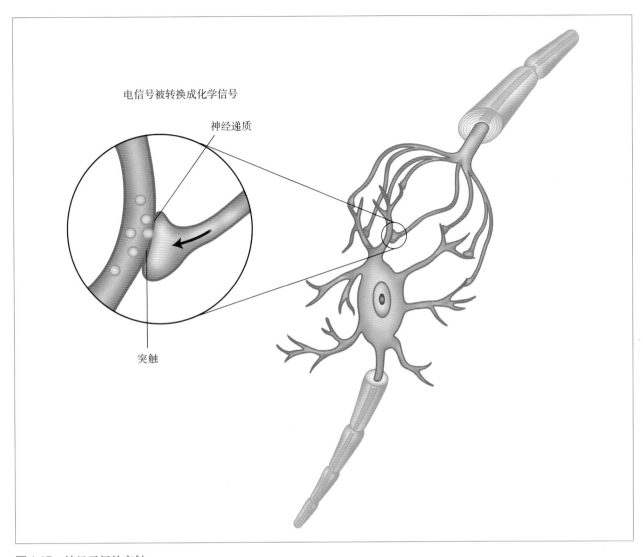

电信号被转换成化学信号

神经递质

突触

图 1.15　神经元间的突触

需要相反的效果（关闭），神经递质可以改变其效果，使细胞膜内分布更多的负电荷。这将产生一个抑制（负性的）信号，基本上意味着下一个神经元不会兴奋，信息将在那里中断。一旦神经递质传递信息，它们中的大多数信息就会被重新接收。

简单来说，神经递质可以定义为由突触前神经元释放的一种化学物质，它可以激活或抑制突触后神经元；这种对突触后神经元的影响在不到 1 ms 内发生。我们体内有一百多种不同类型的神经递质，分别发挥着不同的功能：它们可以使我们兴奋或平静，可以使我们感到困倦，也可以控制重要器官的功能，以及执行众多其他任务。神经递质有 4 种类型。

- 5- 羟色胺，它通常会产生抑制作用，并控制食欲、情绪和睡眠等。
- 多巴胺，当它被释放时，会让你感到思维活跃，注意力持续的时间也会延长。
- 去甲肾上腺素，它与"战斗或逃跑反应"有关，并能加快呼吸频率和心率。
- 乙酰胆碱（ACh）是主要的神经递质之一，在周围神经系统中起着重要的信息传递作用。ACh 由运动神经元、节前交感神经元和副交感神经元释放（参见第二章）。

神经超级计算机

事实上，突触是一个很有趣的结构，因

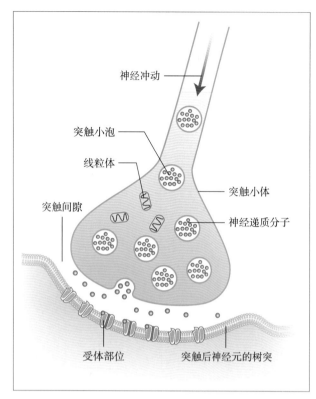

图 1.16 突触和突触间隙

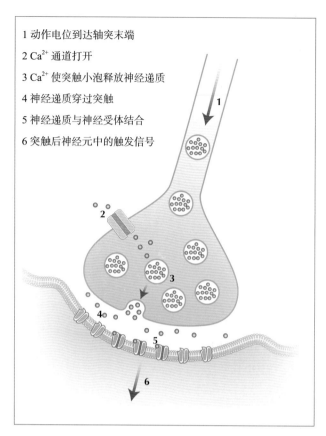

1 动作电位到达轴突末端

2 Ca²⁺ 通道打开

3 Ca²⁺ 使突触小泡释放神经递质

4 神经递质穿过突触

5 神经递质与神经受体结合

6 突触后神经元中的触发信号

图 1.18 突触传递生理过程（神经递质通过突触间隙并传递到接收细胞——突触后神经元）

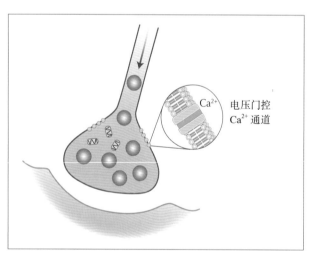

图 1.17 突触上的电压门控 Ca²⁺ 通道

为大脑中约有 1000 亿个神经元，每个神经元有 1000～10 000 个突触，总共有 100 万亿～1000 万亿个突触，每个突触就像一台微型计算机，能够根据不同神经元的放电信号变化和调节！

第二章

周围神经系统

人体有 43 对运动神经和感觉神经，共同组成周围神经系统（PNS）。周围神经系统（图 2.1）与大脑和脊髓，即中枢神经系统（CNS）建立了重要联系。周围神经系统的主要作用是将中枢神经系统与机体其他部分联系起来。通常大脑和脊髓外的所有神经和神经节（感觉神经的集合）都位于周围神经系统内，它们的作用是将所有的身体结构（如器官、肌肉、血管、感觉器官和腺体）与中枢神经系统联系起来。

43 对运动神经和感觉神经分为：

- 31 对脊神经
- 12 对脑神经

  脊神经进一步细分为：

- 颈神经，8 对（C1～C8）
- 胸神经，12 对（T1～T12）
- 腰神经，5 对（L1～L5）
- 骶神经，5 对（S1～S5）
- 尾神经，1 对（Co1）

  脑神经共有 12 对，见表 2.1 和图 2.2。

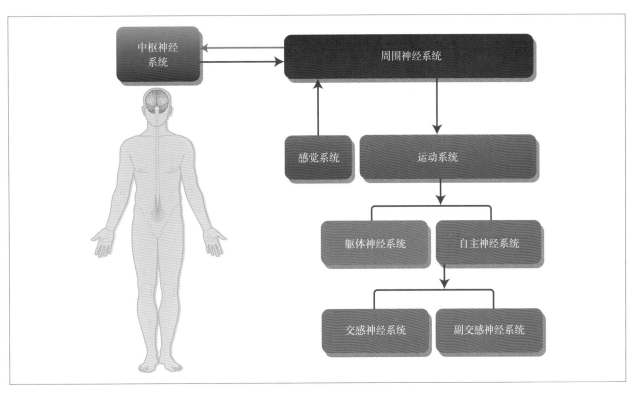

图 2.1　周围神经系统（PNS）

表 2.1　脑神经列表

序号	神经名称	神经类型	功能
I	嗅神经	感觉	嗅觉
II	视神经	感觉	视觉
III	动眼神经	运动	眼球的大部分运动控制
IV	滑车神经	运动	眼球协调（上斜肌）
V	三叉神经	混合	面部和口腔感觉，肌肉的咀嚼控制
VI	外展神经	运动	眼外展（外直肌）
VII	面神经	混合	面部表情肌，泪腺和唾液腺（味觉）
VIII	前庭蜗神经	感觉	听觉和平衡
IX	舌咽神经	混合	咽反射，味觉，吞咽
X	迷走神经	混合	咽反射，心脏控制，内脏副交感神经支配
XI	副神经	运动	耸肩和颈部运动
XII	舌下神经	运动	吞咽，发声，舌的运动

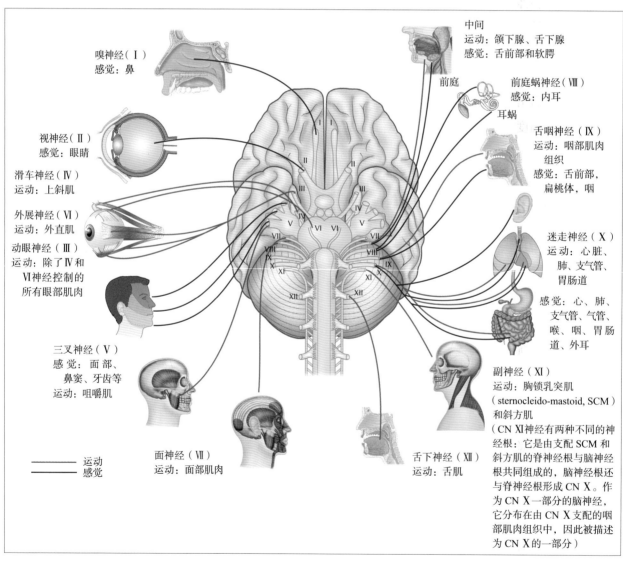

图 2.2　脑神经

■ 周围神经系统的结构——感觉和运动

周围神经系统由两种类型的神经组成，感觉神经和运动神经，这在前面已经提到过。然而，下面的文章将以不同的方式论述这两个神经元的功能，着重讨论它们是怎样相互联系的，比如通过反射弧。

感觉（或传入）神经

感觉神经，也被称为传入神经（传入的意思是"向大脑或脊髓"），负责感受各种感觉，如热、冷和疼痛。感觉神经将这些感觉信息通过周围神经系统传入到中枢神经系统，而脊髓或大脑将整合这些信号。

PNS的感觉组成部分有多种类型的感受器，可对感觉变化做出反应。其中，能感受到温度变化的感受器称为温度感受器，能感受到化学变化的感受器称为化学感受器。光感受器能感受光线的变化，机械感受器对压力、触觉和振动的变化作出反应，痛觉感受器只对疼痛刺激作出反应。

运动（或传出）神经

运动神经或传出神经（传出神经的意思是"远离大脑或脊髓"）与感觉神经的功能相反，它们将传输中枢神经系统整合后的信息。它们的主要作用是刺激皮肤、器官、肌肉中的效应器，来执行某种功能或反射。

注意，PNS内的43对神经（脊神经和脑神经）或者执行感觉功能，或者执行运动功能，或者两者兼有（混合）。

反射弧

让我试着解释一下信息从传入神经传递到传出神经的过程，以及这两者是如何联系在一起的。通

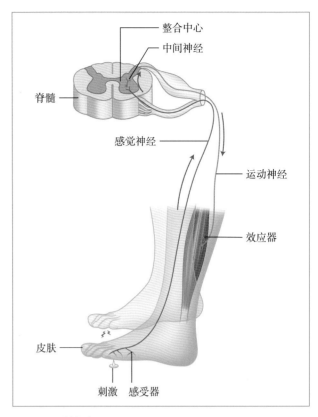

图2.3　反射弧

过反射弧来讨论这个过程会更容易一些。

如果看图2.3，当站在尖锐的东西（大头针）上，你会注意到脚（皮肤）的感受器受到刺激，这个信号通过感觉传入神经传递到神经节。然后神经节将这些信息直接传递到脊髓后角（CNS）。一旦这些信息被处理，就会自然地传递到运动（传出）神经（脊髓腹侧部分），这些信息随后传递给效应器并使其作出反应；在这种情况下，肌肉得到指示进行收缩，这样脚就可以抬离尖锐的物体。

神经节信息（反射）必须快速思考，并按要求自主作出反应，因为它们通过记忆形成了身体的自我保护本能并维持身体健康。它们扮演着你私人保镖的角色，大致说来，他们首要的任务就是保护你免受伤害。甚至在大脑感知疼痛之前，这些超快的反射就被启动并开始处理信息。

■ 周围神经系统的分类

周围神经系统又细分为两个独立的系统：随意

神经系统和不随意神经系统。

随意神经系统，人们习惯称之为躯体神经系统，是有意识控制的，并且它主要的职责是在外界环境和中枢神经系统之间传递感觉和运动信息。这主要是因为躯体神经可以支配体表的结构，如骨骼肌和皮肤。当然，肌肉的任何运动或任何输出都会运用躯体神经系统。

不随意神经系统，通常又被人们称为自主神经系统，控制着所有重要的身体功能（心率、呼吸和消化）以及内脏器官的神经支配。自主神经系统不受我们的意识控制，所有这些内部功能都是自主发生的。

■ 自主神经系统

如上所述，自主神经系统（antonomic nervous system, ANS）是周围神经系统的一个组成部分。它的主要作用是通过控制内脏和腺体的平滑肌与心肌来影响内脏器官的功能。在某种程度上，自主神经系统的运作是一个自动化的过程，不受意志的控制。例如，当我们把一些食物放进嘴里并开始咀嚼时，我们可以有意识地决定何时吞咽。然而，一旦这个过程完成，自主神经系统就开始控制胃里食物的消化，在胃里的食物被分泌的胃液自动分解。营养物质主要通过小肠吸收，最终排泄物（粪便）通过肛门排出，这一过程称为排便。

不管你在哪里或者在做什么，自主神经系统一直在工作——没有休息，没有假期，没有停歇。自主神经系统是身体的微调系统。试着把它和汽车机械师在平时调整发动机的工作联系起来，这样你的"汽车"就会运行得更好、更有效率！

交感神经系统和副交感神经系统

自主神经系统又被分为另外两个系统：交感神经系统（sympathetic nervous system，SNS）和副交感神经系统（parasympathetic nervous system，

PSNS），如图 2.4 所示。你可能听说过"战斗或逃跑"机制；这种独特的机制是交感神经系统的一部分（来自希腊语，意思是"感觉在一起"），负责兴奋或刺激躯体。另一种机制，鲜为人知的"休息和消化"机制，构成了自主神经系统的另一部分，被称为副交感神经系统（来自希腊语，意思是"除交感神经外"）。副交感神经系统主要负责让身体平静下来，为以后的战斗保存能量。

神经节

交感神经系统和副交感神经系统需要两种类型的神经元才能正常工作（见下文），这些特定的神经元与神经节相连，神经节是一组包含数百万突触的神经元。交感神经比副交感神经更接近脊髓；副交感神经离脊髓更远，甚至在它们作用的器官内部。

连接脊髓与神经节的神经元被称为节前神经元（包括交感神经系统和副交感神经系统）。所有这些神经元都被髓鞘包裹（即有髓磷脂鞘），并且它们的神经递质都是乙酰胆碱。

连接神经节与效应细胞的神经元被称为节后神经元。交感神经系统的节后神经元的轴突远长于节前神经元的轴突。副交感神经系统的情况却是相反的：副交感神经系统的节后神经元比节前神经元短得多（图 2.5）。

交感神经系统

交感神经系统起源于人体胸腰椎区，相当于 T1～T12 节段，延伸到大约 L2 节段。这就是所谓的自主神经胸腰部（图 2.4）。

我们每个人在忙碌和紧张的生活中都承受过压力，我们都会遇到所谓的"战斗或逃跑"反应。现代社会的问题在于，我们的祖先居住在破旧的洞穴中，必须与动物"战斗"（即为了生存或食物），或采取相反的策略"逃跑"（即逃离危险）。这种场景在现在看来有点不现实。但是，躯体并不知道（或关心）你是住在楼房或公寓里，而不是住在

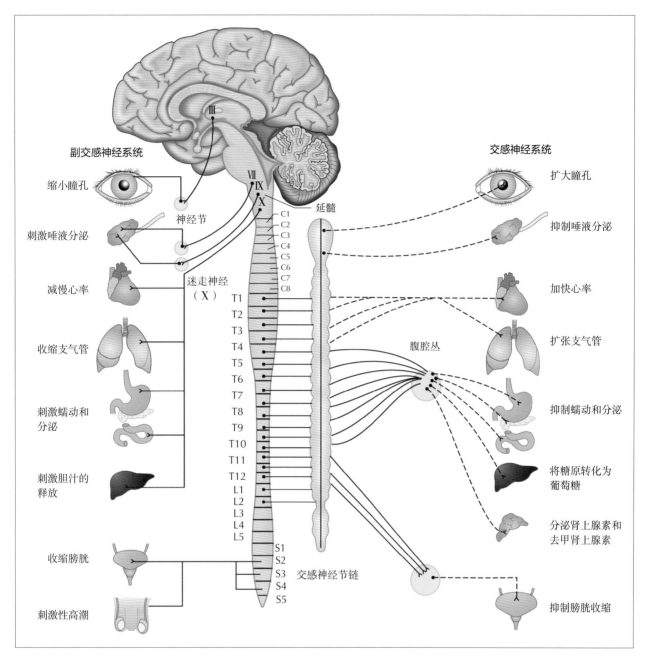

图2.4　自主神经系统－交感神经和副交感神经

洞穴里，也不知道你不再需要为食物与动物搏斗。对躯体来说，不管你是在塞伦盖蒂草原上摆脱一头狮子，还是因为你面前的人抢了你在杂货店的停车位，你都会为此感到"愤怒"，交感神经系统的"压力"反应可能是完全相同的。

我对交感神经系统的看法如下。"交感（sympathetic）"中的"s"也代表"压力（stress）"，当交感神经活跃时，它通常会让躯体对压力作出反应。交感神经系统通过以下方式影响躯体的所有系

统（也就是说，不是一个系统，而是多个系统）来达到这一目的。

- 眼睛——扩大瞳孔以增强视力
- 口腔——抑制唾液分泌
- 心脏——加快心率，升高血压
- 肺——通过细支气管扩张增加呼吸频率
- 胃——通过血管收缩抑制胃肠功能
- 肝脏——释放葡萄糖，为身体反应做准备，抑制胆囊活动

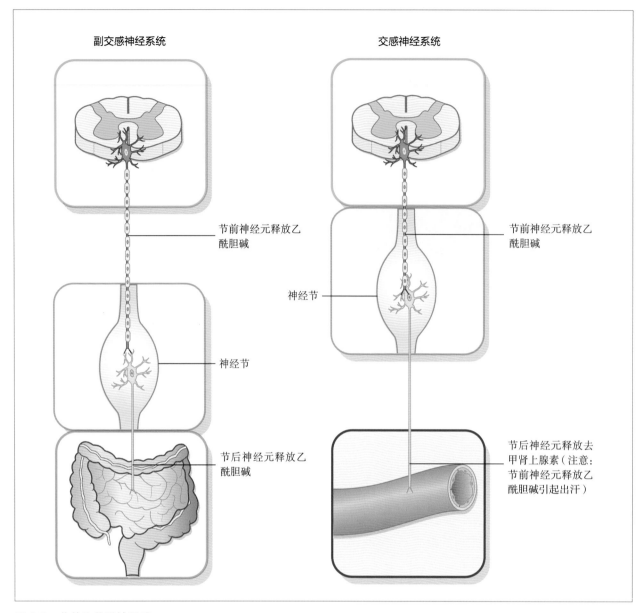

图 2.5　节前和节后神经元

- 血管——通过血管扩张将血液输送到四肢
- 皮肤——增加排汗
- 肾上腺——刺激去甲肾上腺素和肾上腺素的释放
- 膀胱——放松膀胱
- 性腺——促进性高潮

从神经递质和器官中释放的应激反应激素和化学物质主要有 4 种：

1. 乙酰胆碱
2. 去甲肾上腺素
3. 肾上腺素
4. 皮质醇

交感神经系统和乙酰胆碱

当你的身体感知到压力（"战斗或逃跑"）时，大脑会向脊髓发送信号。这些信息由位于脊髓交感神经系统胸腰段（T1～L2）内的中间灰质侧角发出。如图 2.6 所示，脊髓是交感运动神经元的胞体（称为节前神经）所处的位置。在进入交感神经之前，信息传递沿着脊神经前根（相同的通路在周围／躯体神经）传到腹侧支，然后穿过被称为白交

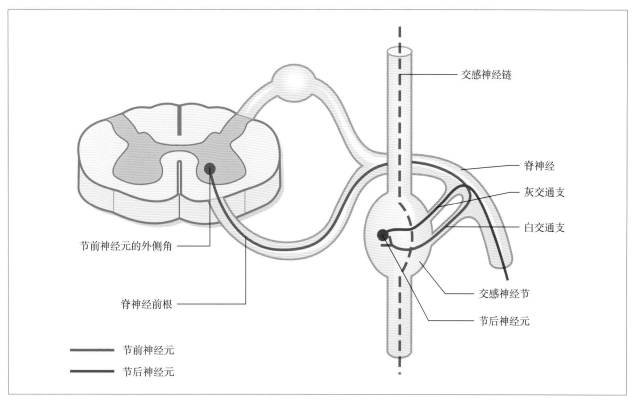

图 2.6 交感神经系统神经节（节前/节后）

通支的通道（white ramicommunicans），在那里发现了数百个胞体。

从图 2.7 中可以看到还有许多其他的神经节位于图中神经节的上面和下面，这些神经节沿着交感神经链分布，被称为链状神经节或椎旁神经节。

当信号传递至神经节内的突触时，神经递质释放化学物质乙酰胆碱，中枢神经系统和周围神经系统内含有丰富的乙酰胆碱；乙酰胆碱是负责神经元之间所有通信的主要化学物质。之后信号被传递到节后神经元，该神经元通过灰交通支（ramus communicans），并沿着外周脊神经的路径离开。节后神经元的这种通路随后引起效应细胞作出反应。例如，首先它激活皮肤内的平滑肌，通过收缩立毛肌使我们的毛发"竖立"（图 2.8）。其次，应激反应或导致血管收缩，减少身体某些特定部位（肠道）的血液供应，或导致血管扩张，从而加快血液流动（骨骼肌）。压力反应还会启动另一个过程——控制泌汗纤维，引起汗腺分泌，导致出汗。

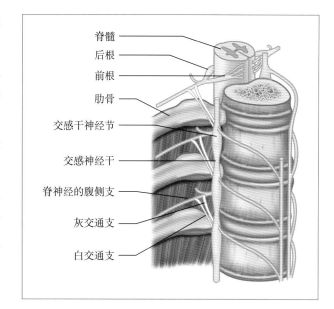

图 2.7 交感神经链神经节

（为了控制出汗而释放的化学物质有一个例外：交感神经纤维的节后神经释放的神经递质是乙酰胆碱，而不是去甲肾上腺素）。

在穿过灰交通支之前，神经节可以将信号发送

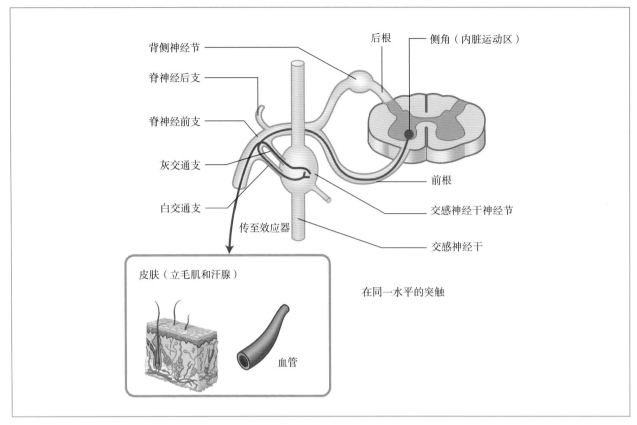

图 2.8　节后神经元，使效应细胞产生反应，如立毛肌、血管平滑肌和泌汗纤维

到其他神经节（这只是为了传递信号编写一组文本）及突触，它们位于预先输入信号的上方和下方，如图 2.9 所示。

内脏神经

　　交感神经系统将信号发送到效应器还有另一种方式。如胸腔内的心脏和肺，甚至头部和颈部，信号是通过其自身的神经产生的，而不是与脊神经一起传递信号。当信号通过白交通支后，通过神经节内的胞体突触，节后神经纤维就会作为内脏神经从神经节传出，但它们稍后会在相关器官附近形成突触。它直接在神经节中完成这一过程，甚至不需要穿过灰交通支。通常这个系统有自己的传输通路，直接穿过原来的神经节，如图 2.10 所示。

主动脉前神经节

　　我想讨论的另一个概念是，信号可以不像之前

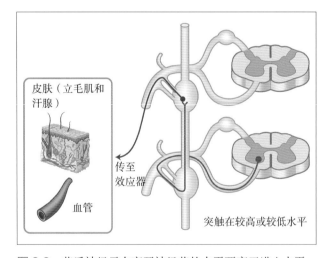

图 2.9　节后神经元在离开神经节的水平要高于进入水平

所说的必须在相应的水平上通过突触连接传递，而是可以通过链神经节直接进行（唯一没有突触的是肠道和肾上腺）。因此，神经元会以神经节前细胞的状态，通过另一个独立的通道穿出前行，直到进入另一种类型的神经节，即主动脉前神经节、椎前

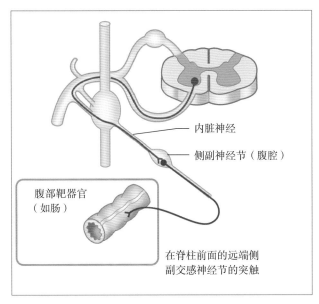

图 2.10　信号从神经节直接传递到内脏神经节

神经节或副神经节（图 2.11）。从这里，信号通过内脏神经从节后神经元离开，这些信号将直接影响腹部和盆腔的内脏区域（与器官有关）。

去甲肾上腺素

去甲肾上腺素，实际上是一种激素，也是一种化学神经递质，从神经节后纤维释放到它的效应细胞。它的基本功能是让身体和大脑为行动做好准备，尤其是在压力大的时候。这种化学物质在大脑内部和交感神经系统的某些部位产生。一般来说，去甲肾上腺素在睡眠时处于最低水平。当我们醒来时，它就会被释放，并根据我们在日常生活中感受到的压力水平的升高而增加。

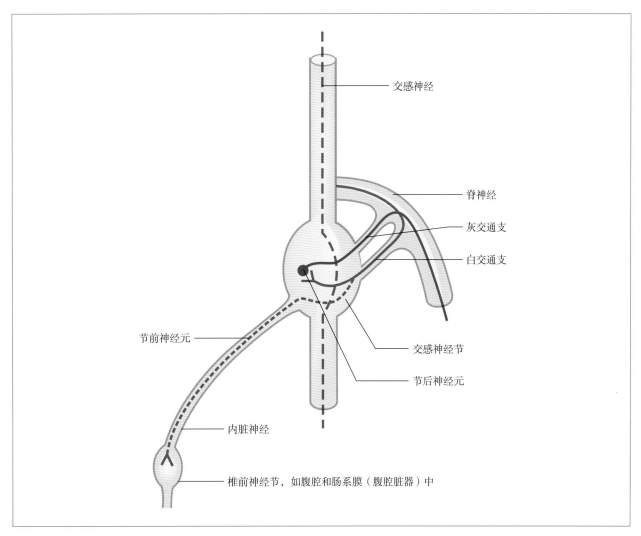

图 2.11　主动脉前神经节或椎前神经节

去甲肾上腺素主要通过收缩血管（变窄）来加快心率和升高血压，同时促进葡萄糖的释放，增加流向骨骼肌的血液并使其收缩（去甲肾上腺素也是一种可以注射到血液中以升高血压的药物，特别是当你患有感染性休克时，感染性休克会导致器官衰竭）。如果有需要，位于肾脏上方的肾上腺也可以将这种化学物质直接释放到血液中。

肾上腺素

说明一下：乙酰胆碱从突触处的节前神经元中释放出来，去甲肾上腺素从节后神经元释放到效应细胞。应激反应也导致肾上腺释放乙酰胆碱，这反过来导致肾上腺髓质释放两种激素，一种是去甲肾上腺素（一种化学神经递质），上面已经讨论过了，还有一种是肾上腺素。

急性应激反应会导致"肾上腺素激增"，这与去甲肾上腺素的效应非常相似，因为肾上腺素也是一种神经递质和激素，它会使血糖升高，心率加快，呼吸频率增加。两者的区别在于去甲肾上腺素会使血管收缩，导致血压升高，而肾上腺素对心脏的影响略大，但它们都广泛地参与了"战斗或逃跑"反应。这很有趣，因为肾上腺素既能通过血管舒张，加快血液流动，促进身体某些部位（如骨骼肌）的血液流动，同时也能通过血管收缩，限制和减少身体其他暂时不需要的部位（如胃和小肠）的血液流动，从而达到放松的效果。人工合成的肾上腺素可用于治疗一些疾病，如变态反应、哮喘发作或心搏骤停。

皮质醇

皮质醇是一种通过肾上腺产生和释放的类固醇激素，是在应激反应下释放出来的主要激素（通常被称为应激激素）。它会使血糖升高，并改善和调节脂肪、蛋白质和碳水化合物的新陈代谢。一旦解除潜在的威胁，皮质醇就会提醒身体补充能量，通常通过摄取含糖食物来补充能量。长期和持续的压力会使体内的皮质醇高于正常水平。这会导致许多

问题，如超重、高血压病、头痛、肌肉无力、皮肤变薄且伤口愈合能力较差。肾上腺功能不全会表现为肾上腺释放的皮质醇激素减少。原发性肾上腺皮质功能不全（艾迪生病，Addison's disease）可能就是这种功能不足的结果，症状包括抑郁、体重下降、脱发、低血压、低血糖及肌肉或关节疼痛。

花一点时间想想之前列出的那些关于交感神经系统对身体的影响，以及与应激相关的化学物质释放方式的要点。这是身体在紧张的情况下作出的反应——身体能够执行所有这些功能，或者有这些自然本能，这些反应会在你每次有"压力"时发生，你难道不觉得这很了不起吗？

应激反应——好还是坏

当今社会的一个问题是，我们通常以两种不同的方式讨论压力——好或坏的压力。但是，实际上有区别吗？难道压力就仅仅只是压力本身吗？我认为压力主要的问题是我们身体对它的反应。为什么？因为应激反应是身体的一个自然过程，但如果我们持续和重复的触发压力应激点，尤其是在日常生活中，那么我相信这些反应将不利于我们的健康，这时可以称之为坏压力。

举个简单的例子。想象一下，你是一个忠诚的伴侣，你努力工作来养家糊口，你有两个孩子，你整天都在办公室里工作，并且这种情况持续了很多年。老板每天都交给你比别人更多的工作，你接受了额外的工作，甚至很高兴，因为你想要升职。然而，你知道你很难按时完成任务。额外的工作使你在办公室待的时间更长，当你回到家时，由于工作需要，你仍然要花较多的时间在电脑上。我之前提到过，你已经结婚了，有两个孩子，现在你和他们见面的时间越来越少，所以你们的关系受到了影响。你要有更多的钱来还房贷、车贷、信用卡债务和其他贷款。现在你又被告知你的母亲病得很重，需要紧急医疗服务。有人建议送她去养老院，当然，这样费用很高。想象一下上面的场景……毫无疑问，你的肾上腺素和皮质醇及其他与压力有关的

激素，会不断地从肾上腺分泌出来。迟早你会变得肾上腺素不足，因此需要服用类固醇和其他药物来应对你不断增加的压力反应。这种情况可能不是保持健康和长寿的最佳方式，然而，我所讨论的情况在当今充满压力的社会中并不少见。

我用一个简短的句子来阐明压力的严重性：

"压力引起疾病，疾病引起压力。"

回顾一下前文的知识点，交感神经自胸椎（T1 ~ T12）部位发出，大约延续到L2——这是自主神经胸腰部。交感神经的节前神经元释放乙酰胆碱，节后神经元释放去甲肾上腺素。

副交感神经系统

如前所述，副交感神经系统通常被比作休息和消化系统，因为它具有镇静作用。该系统也被称为自主神经脑（头）骶部，因为其神经自颅骨和骶骨处发出。与在短时间内处于活跃状态并产生即时应激反应信号的交感神经系统相比，副交感神经系统在大部分时间都处于活跃状态。副交感神经系统有许多持续的、必需的功能，如它促进食物的消化，控制身体排泄废物（排便），通过抵御感染来保持健康，并促进细胞增殖。

副交感神经系统负责以下反应：

- 眼睛——收缩瞳孔
- 口腔——刺激唾液的分泌
- 心脏——减慢心率
- 肺——收缩细支气管
- 胃——刺激蠕动和分泌
- 肝脏——抑制葡萄糖的释放，刺激胆囊释放胆汁
- 膀胱——收缩膀胱，引起勃起

副交感神经系统由以下结构组成，形成自主神经脑（头）骶部（图2.12）：

- CN Ⅲ——动眼神经
- CN Ⅶ——面神经
- CN Ⅸ——舌咽神经

- CN Ⅹ——迷走神经
- 骶部 S2 ~ S4

注：脑神经Ⅲ、Ⅶ和Ⅸ本身不是副交感神经，但它们各自含有来自脑干的三个副交感神经核的副交感神经纤维。迷走神经本身是纯粹的副交感神经，它还含有各种其他纤维。

当然，所有的脑神经都很重要，然而有一个特别的部分需要提及和讨论，那就是迷走神经（CN Ⅹ），如图2.13所示。

迷走神经负责通过副交感神经传递90%的信息：它向大脑传递感觉信息，并将大脑传递的运动信息传回身体。迷走神经是纯粹的副交感神经，并

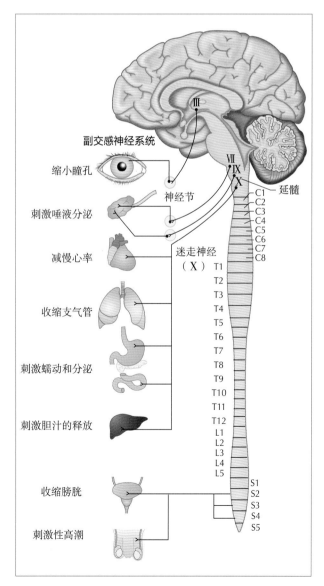

图 2.12　副交感神经系统

含有感觉纤维：一般内脏感觉传入和躯体感觉，无须意识控制便可以自主工作（图2.14），一般内脏感觉（传入）纤维与CN X相邻，可感知饥饿、饱腹、疼痛和炎症。然而，它们不是自主神经系统交感神经系统的一部分，而自主神经系统完全是运动神经纤维。

交感神经系统和副交感神经系统的区别

交感神经系统和副交感神经系统的主要区别之一是释放的化学物质不同。我之前讨论过交感神经系统节后神经元释放去甲肾上腺素到效应细胞；副交感神经系统节后神经元向效应细胞释放乙酰胆碱。交感神经系统和副交感神经系统及躯体神经系统概述见图2.15。

让我们回到之前的例子，在这个例子中，你想

象自己是一个每天工作压力很大并为工作和家庭生活感到为难的人。当你晚上回到家，你肯定想放松一下，看看电视，吃点晚饭。当你开始吃东西时，迷走神经就会变得活跃，由胃向大脑发送信号（感觉），告诉你有食物了，可以填饱胃；然后食物在胃里被分解，这是一种自然的副交感神经活动。迷走神经还向身体的其他部位发送信号（运动信号）。例如，将葡萄糖输送到储存区域以便日后使用；降低心率和呼吸频率；限制交感神经系统释放去甲肾上腺素的量。结果是，你现在感觉轻松多了！然而，这也可能带来负面影响，大量进食是许多人用来减轻压力的方式，我们称之为安慰进食。

副交感神经系统是一个处于控制和主导地位的系统，因为它试图限制交感神经系统的活动。以一个被关在笼子里的野生动物为例：金属笼子是副交感神经系统，里面的野生动物是交感神经系统。时

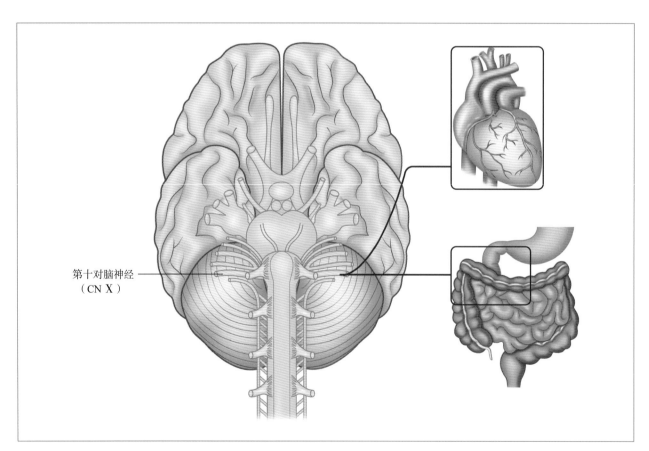

第十对脑神经
（CN X）

图2.13　CN X——迷走神经，控制心脏和消化道及其他部位

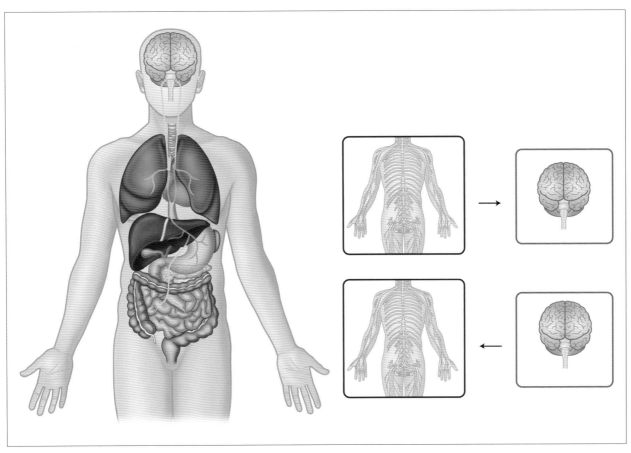

图 2.14 迷走神经为纯副交感神经，含有感觉纤维：一般内脏感觉和躯体感觉

不时地，我们必须让动物走出笼子，四处奔跑，摆脱压力。我们所期望的是，一旦压力被释放，动物（交感神经）会回到笼子休息。如果生活就是这样，那岂不是一种神奇而又简单的存在？然而，我们知道的事实却是，生活是复杂的，一点也不简单，动物通常不想回到它的笼子里，因为它喜欢在外面游荡。说实话，谁会责怪它呢？因为每个人都有各自的烦恼，有些人可能比其他人的压力更大。

让我们看一个如何影响副交感神经系统的简单例子，重要的是如何让笼子里的动物安静下来。

如果你对某件事感到焦虑或紧张，你可能会意识到（并且能够感觉到）你的心跳和呼吸频率开始加快。在这种情况下，可以尝试以下简单的练习。很多运动手表可以持续监测你的心率，你可以一边看手表上的心率读数，一边有意识地控制呼吸。首先，慢慢地深吸气，最后屏住呼吸 1～2 秒，接着深深地呼出。重复这个过程 5～10 次，在这期间你会注意到你的心率开始下降。这个行为的作用取决于副交感神经系统，它会自主执行，即使你正在控制和专注于你的呼吸动作。

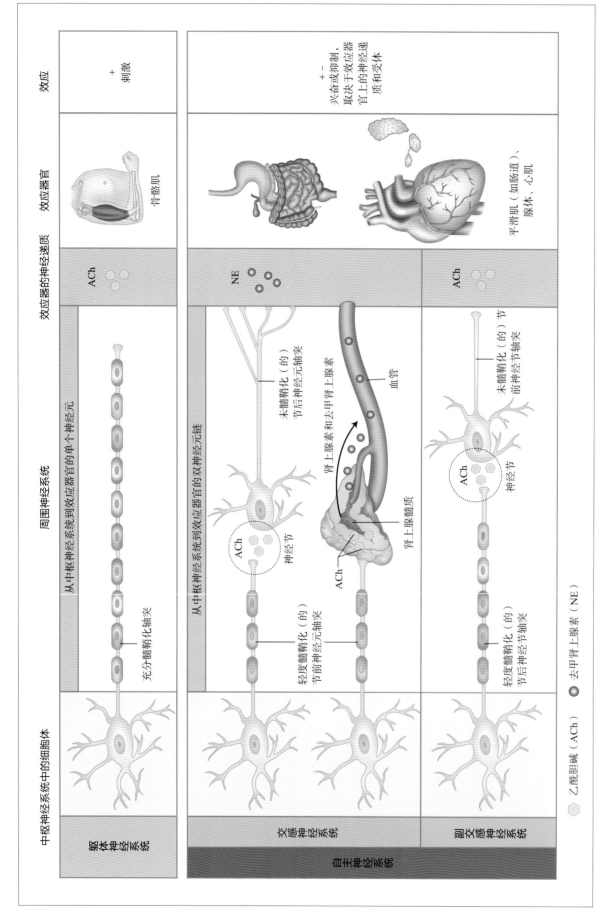

图 2.15 躯体神经、交感神经和副交感神经流程图

第三章

颈丛和臂丛的解剖和功能

本章重点讲述直接影响颈部和上肢的两个神经丛：颈丛和臂丛。接下来的大多数讨论将集中在臂丛神经，因为本书主要是为物理治疗师而写，而且患者更容易出现臂丛神经损伤。当然，颈丛也同样重要，接下来将进行简要讨论。

■ 颈丛

颈丛（图3.1）是一个神经网络，由C1～C4颈神经的前支组成。该神经丛位于颈部胸锁乳突肌深处，有皮支和肌支。

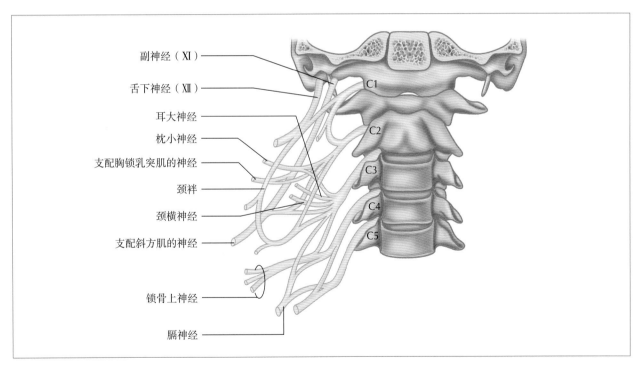

图 3.1　颈丛的解剖

肌支

C1 颈神经支配颏舌骨肌，通过向上和向前移动舌骨，来帮助气道扩张。C1 还支配甲状舌骨肌，压低舌骨使喉上抬。

C1~C3 颈神经丛形成"鹅颈"，医学上称为颈袢，颈袢发出 4 个肌支，支配舌骨下肌群。此肌群的功能是通过降低舌骨，来进行吞咽和说话。舌骨下肌群包括：

1. 胸骨甲状肌
2. 胸骨舌骨肌
3. 肩胛舌骨肌（上腹）
4. 肩胛舌骨肌（下腹）
5. 甲状舌骨肌

C3~C5 膈神经

膈神经是肌支组成中最重要的分支，由 C3~C5 前支组成，支配膈肌。记住这句话："C3、C4、C5 维持膈肌运动。"

膈神经起于颈部的 C3~C5，穿过前斜角肌，向下进入胸腔，经过肺底，最后到达膈肌

（图 3.2）。

此外，C1~C2 支配内、外侧头直肌，C1~C3 支配头长肌，C2~C3 支配胸锁乳突肌，C3~C4 支配斜方肌。肩胛提肌和斜角肌的内侧纤维也由颈丛支配。

皮支

颈丛的感觉支（皮支）分布在颈前部、枕部、耳后部和上胸部的皮肤，包括下列神经（C1 没有皮肤感觉分布区）：

- 耳大神经
- 枕小神经
- 颈横神经
- 锁骨上神经

上述所有的神经都穿过颈部的一个小区域，称为 Erb 点，以德国神经学家 Wilhelm Heinrich Erb 的名字命名。该点位于胸锁乳突肌后缘的中部，颈部这一特定的位置通常用于颈丛神经的阻滞，为头部或颈部手术做准备（图 3.3）。

耳大神经

耳大神经是颈丛最大的升支，来自 C2 和 C3。分布于耳郭下前、后面及下颌角部的皮肤。

枕小神经

枕小神经主要来自 C2，分布于枕外侧及耳郭上部的皮肤。

颈横神经

颈横神经来自 C2 和 C3，顾名思义，横穿胸锁乳突肌。分布于颈前区和胸骨前区的皮肤。

锁骨上神经

锁骨上神经来自 C3 和 C4，支配锁骨上窝（锁骨上方）和胸锁关节处的感觉。

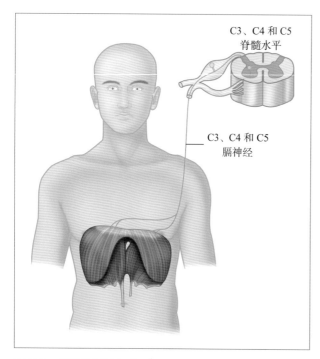

C3、C4 和 C5 脊髓水平

C3、C4 和 C5 膈神经

图 3.2　膈肌的膈神经支配

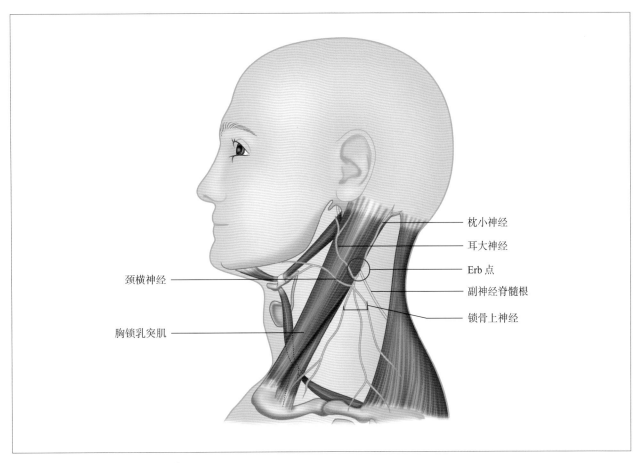

图 3.3　颈丛神经阻滞 Erb 点的位置

枕小神经
耳大神经
Erb 点
副神经脊髓根
锁骨上神经
颈横神经
胸锁乳突肌

■ 臂丛

臂丛（图 3.4）由 C5～C8 的颈神经前支和 T1 神经前支的大部分组成。臂丛从前斜角肌和中斜角肌的间隙穿过，这个间隙称为斜角肌间隙。

C5 和 C6 神经根连接合成上干，C8 和 T1 神经根连接合成下干。C7 不与其他任何神经根相连，单独形成中干。当神经干穿过锁骨下方时，又分为 6 股：3 个前股和 3 个后股。它们继续围绕腋动脉又合成 3 束：内侧束、外侧束和后束。由上干、下干与中干的后股共同合成后束，中干与上干的前股合成外侧束。剩余的两条神经 C8 和 T1，即下干的前股，形成内侧束。

各束发出神经支，外侧束发出一个分支成为肌皮神经。外侧束的另一个分支与内侧束发出的分支合成正中神经。内侧束的第二个分支成为尺神经，

后束分为腋神经和桡神经。

在本章中，我们很有必要讨论一下从臂丛神经发出的周围神经（图 3.5），并进一步关注它们的解剖、感觉和运动功能。随后，将继续讨论如何评估这些神经，希望不会使它变得太复杂而难以理解——神经测试可能是一个很难理解的主题。然而，如果用简单明了的方法来解释神经测试的话，就不会那么难以理解了。我将尽可能简单地解释这个有趣的主题。

在本节中，我将讨论臂丛的 5 个终末分支（周围神经），即：

1. 桡神经
2. 正中神经
3. 尺神经
4. 肌皮神经
5. 腋神经

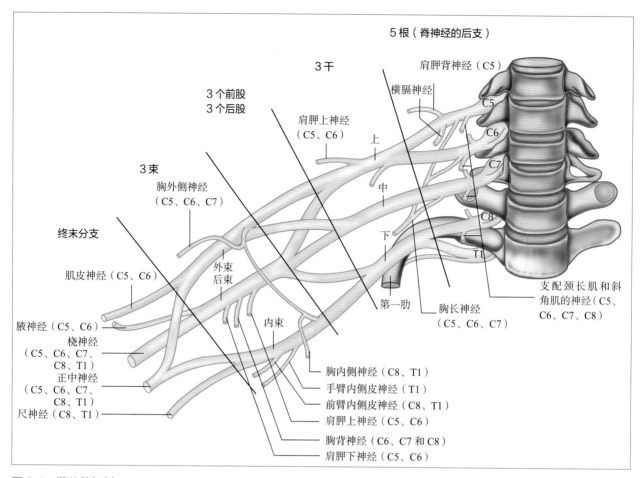

图 3.4　臂丛的解剖

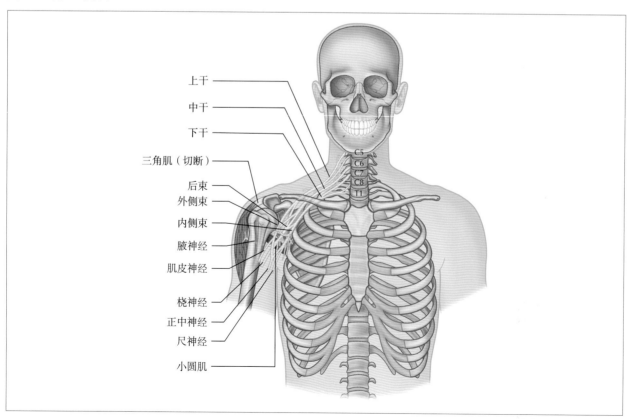

图 3.5　臂丛和周围神经的解剖

桡神经

C5～C8 和 T1 发出的后束形成桡神经，如图 3.6 所示，穿过腋后壁到达三角肌和小圆肌，沿肱动脉后面下行，支配肱三头肌。桡神经继续穿过肱骨外上髁和肘窝，然后分为深支（骨间背侧神经）和浅支。

在运动功能方面，桡神经最初支配的是肱三头肌的 3 个头，然后继续下行至前臂和手。然而Rezzouk 等（2004）通过 20 具尸体解剖发现，肱三头肌的长头是由腋神经支配，没有一个头是由桡神经支配的。

运动支配

桡神经支配以下肌肉的收缩，如图 3.7 所示。

- 肱三头肌
- 肘肌
- 肱桡肌

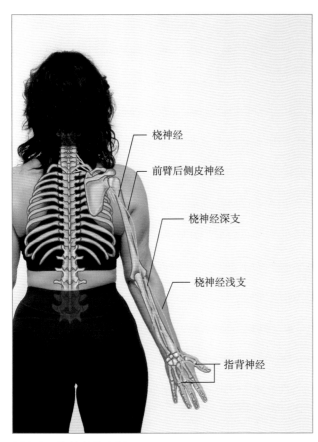

图 3.6 桡神经的走行

- 桡侧腕长伸肌

桡神经深支支配：

- 桡侧腕短伸肌
- 旋后肌

骨间背侧神经（深支延续）支配：

- 指伸肌
- 小指伸肌
- 尺侧腕伸肌
- 拇长伸肌
- 拇短伸肌
- 示指伸肌
- 拇长展肌

感觉支配

感觉部分主要由后束（C5～C8、T1）支配，分布在前臂后部和肘关节的中央处的皮肤。桡神经浅支分布于手背表面和桡侧 3 根半手指的背面皮肤，靠近甲床，以及拇指和示指之间的虎口区（图 3.8）。

任何形式的桡神经损伤都可能导致旋后和（或）手腕伸展（垂腕）和手指伸展的运动无力。前臂后侧、前臂桡侧、3 根半手指的背侧（不包括甲床）以及拇指和示指之间的虎口区也可能有感觉缺失。

桡神经所支配的肌肉力量测试

为了确定桡神经所支配的肌肉的收缩能力，使患者抗阻收缩拇指肌肉（拇长伸肌），如图 3.9 所示。

正中神经

正中神经起源于臂丛神经的外侧束（C5、C6）和内侧束（C8、T1），并有一个来自中干（C7）（延续到外侧束）的分支。正中神经穿过腋窝，沿肱动脉外侧穿行，位于肱肌和肱二头肌之间。随肱动脉下行至肘窝，并在此处发出一个关节支到肘关节

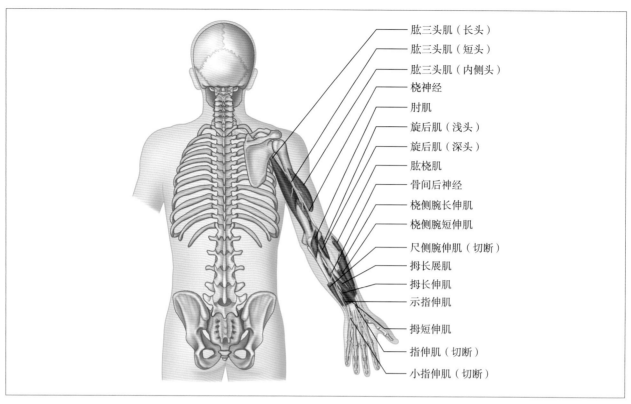

图 3.7　桡神经的运动通路

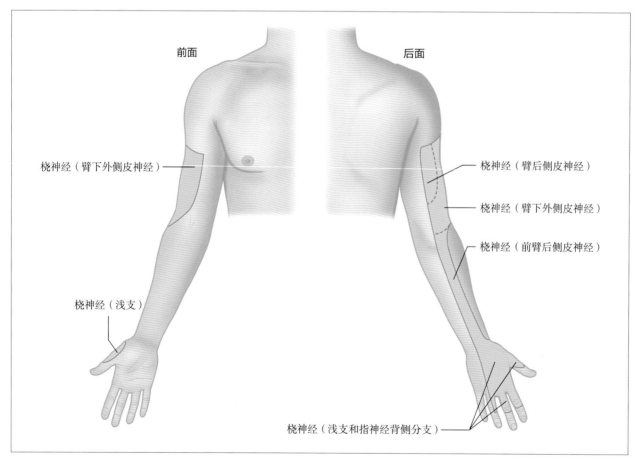

图 3.8　桡神经的感觉功能

（图 3.10）。

正中神经从旋前圆肌两个头之间穿过，在指深屈肌（FDP）和指浅屈肌（FDS）之间下行。它在前臂发出两个主要分支，一个是骨间前神经，支配前臂的深层肌肉；另一个是掌皮支，支配手掌的桡侧皮肤。然后，正中神经通过腕管到达手掌，在此处分为两个分支，称为返支和掌支，返支支配鱼际肌，掌支支配掌侧 3 根半手指和桡侧 3 根半手指末节指背的掌支皮肤。

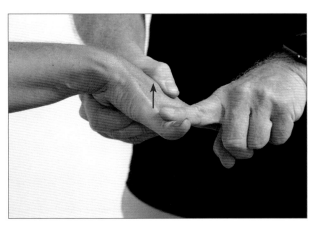

图 3.9　通过拇长伸肌的收缩评估桡神经所支配的肌肉力量

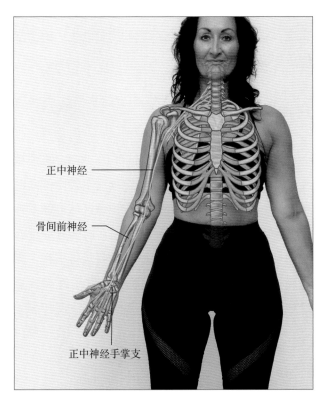

图 3.10　正中神经走行

正中神经
骨间前神经
正中神经手掌支

运动支配

正中神经在不同层次支配下列肌肉（图 3.11）。

表层：

- 旋前圆肌
- 桡侧腕屈肌
- 掌长肌

　　中间层：

- 指浅屈肌

　　深层：

- 指深屈肌（桡侧半）
- 拇长屈肌
- 旋前方肌

手部肌肉

下面列出的肌肉构成鱼际隆起的一部分，并控制拇指的运动。它们被称为 LOAF（图 3.12），而剩余的三个被称为 OAF。

- 外侧蚓状肌（第一、第二）[lateral lumbricals （ first and second ）]
- 拇对掌肌（ opponens pollicis ）
- 拇短展肌（ abductor pollicis brevis ）
- 拇短屈肌（ flexor pollicis brevis ）

感觉支配

正中神经支配桡侧 3 根半手指，以及桡侧 3 根半手指末节指背的皮肤，以及相关的甲床（图 3.13）。

正中神经所支配的肌肉力量测试—对指捏

患者拇指和示指对捏，如图 3.14 所示。然后让患者抗阻，避免拇指和示指张开。

正中神经损伤通常发生在腕管内，即腕管综合征（ carpal tunnel syndrome，CTS）。一般来说，CTS 是由于手指反复运动（如打字）引起的腱鞘肿胀（腱鞘炎）和韧带增厚引起的。在极端情况下，由于神经受压，鱼际肌会萎缩。正中神经也可

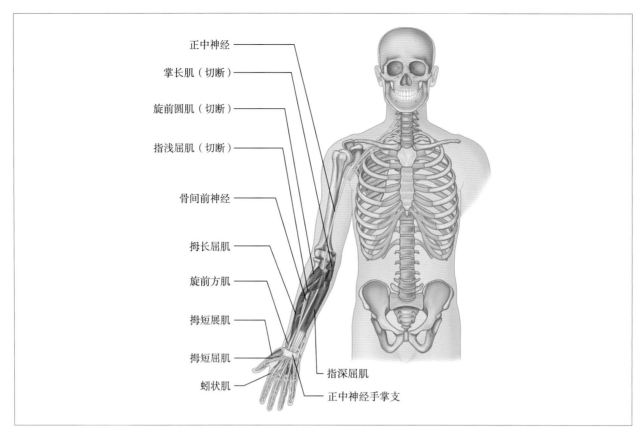

正中神经

掌长肌（切断）

旋前圆肌（切断）

指浅屈肌（切断）

骨间前神经

拇长屈肌

旋前方肌

拇短展肌

拇短屈肌

蚓状肌

指深屈肌

正中神经手掌支

图 3.11　正中神经的运动通路

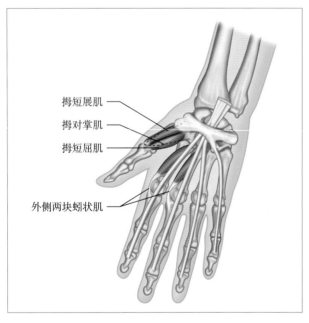

拇短展肌

拇对掌肌

拇短屈肌

外侧两块蚓状肌

图 3.12　鱼际隆起处的大鱼际肌

因肱骨髁上骨折而受损，这会引起前臂屈肌和旋前肌麻痹，表现为永久性旋后。区别于其他正中神经病变，腕管综合征没有鱼际肌的感觉缺失，因为掌侧皮支没有受损。

尺神经

尺神经（C8、T1）最初起自 C8 和 T1 的颈神经根，并形成内侧束。尺神经继续沿手臂内侧向肘部下行，并经过肱骨内上髁后方（该区域可触及神经，是常见的损伤部位）。然后，它向前方穿过前臂和尺侧腕屈肌起始部，再然后沿着尺骨下行。到达腕部后，尺神经继续通过腕管（位于腕部豌豆骨和钩骨之间，腕管表面），并终止于浅支和深支

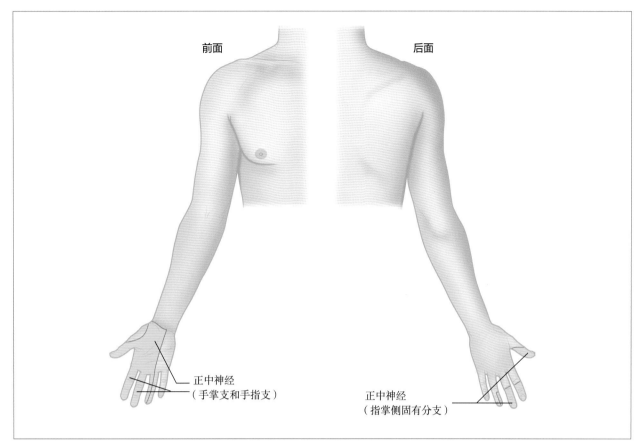

前面　　　　　　　　　后面

正中神经
（手掌支和手指支）

正中神经
（指掌侧固有分支）

图 3.13　正中神经的感觉功能

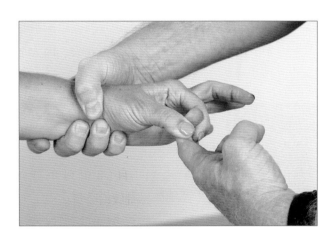

图 3.14　通过对指捏测试评估正中神经所支配肌肉的肌力

**正中神经测试
和腕管综合征**

（图 3.15）。

运动支配

　　尺神经支配下列肌肉，如图 3.16 所示。

　　前臂：

- 尺侧腕屈肌
- 指深屈肌（尺侧半）

手部肌肉

　　下面的肌肉组成小鱼际肌（OAF），控制小指的运动，如图 3.17 所示。

- 小指对掌肌
- 小指展肌
- 小指短屈肌

　　尺神经还支配手的下列肌肉：

- 内侧两块蚓状肌

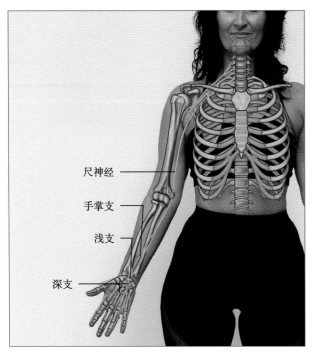

图 3.15　尺神经走行

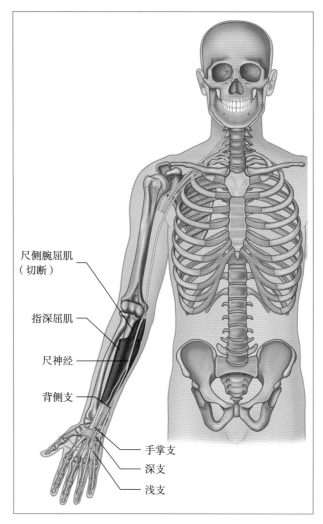

图 3.16　尺神经的运动通路

- 拇收肌
- 掌短肌
- 骨间肌

感觉支配

尺神经分布手掌尺侧半和相应的手背面皮肤，以及小指和环指尺侧（图 3.18）。

尺神经所支配肌肉的力量测试

检查尺神经所支配肌肉的收缩能力，让患者抗阻做小指（小指展肌）外展，如图 3.19 所示。

尺神经比较容易触及，所以肱骨内上髁是尺神经损伤常见的部位。尺神经在肘管内受到挤压，导致了肘管综合征。它也可能在手部被牵拉甚至挤压，一般发生在腕管内或附近；这种情况经常发生在骑自行车的人身上，因为手处于伸展和尺偏的位置，导致尺神经通过管道时被牵拉。在损伤严重的情况下，手指无法外展和内收，小指和环指的运动也会减少；尺神经支配区域感觉缺失。

尺神经测试

肌皮神经

肌皮神经由臂丛（C5、C6 和 C7）外侧束的终末支构成。神经沿着手臂继续下行，支配喙肱肌，然后是肱肌和肱二头肌（图 3.20）。接着，在进入前臂之前，它通过肱二头肌腱的外侧，向前臂外侧提供必要的感觉神经支配，称为外侧皮神经。

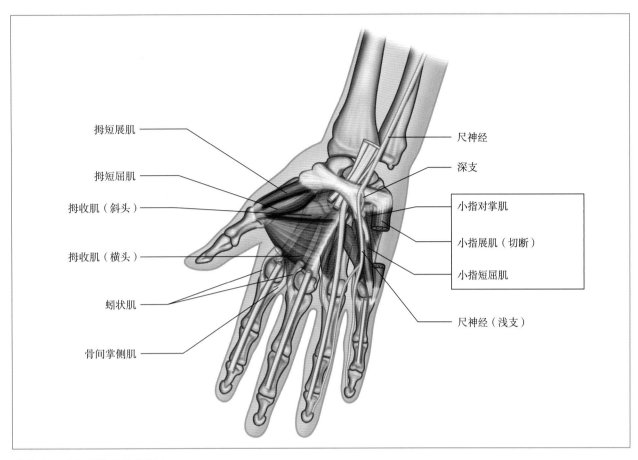

图 3.17　小鱼际隆起处的肌肉

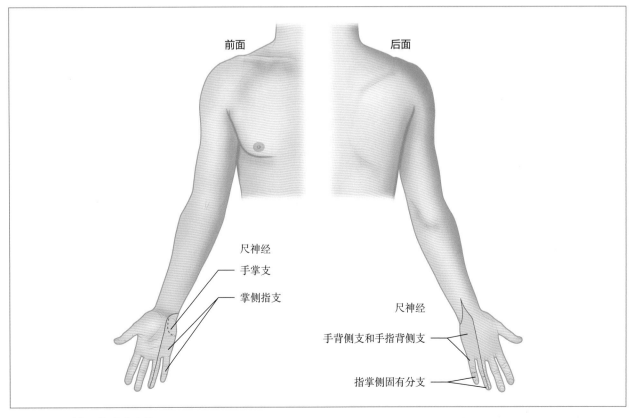

图 3.18　尺神经的感觉功能

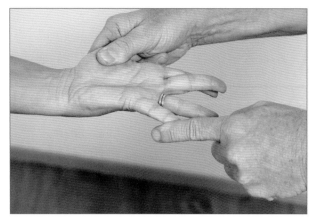

图 3.19　通过小指外展评估尺神经所支配肌肉的力量

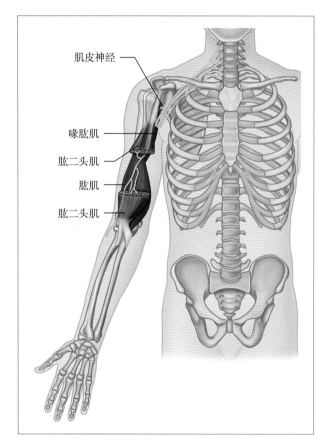

图 3.20　肌皮神经的运动通路

运动支配

肌皮神经支配：

- 喙肱肌
- 肱肌

- 肱二头肌

感觉支配

通过前臂外侧皮神经，支配前臂外侧的皮肤感觉区域（图 3.21）。

肌皮神经的损伤非常罕见，因为它受到了很好的保护，因此没有必要讨论该神经的任何损伤。

腋神经

C5 ~ C6 脊神经根沿着上干行进，连接到后束。腋神经是后束的一个分支，位于腋部，在腋动脉的后方和肩胛下肌的前方。然后分出两个分支，分别为支配小圆肌的后终支和支配三角肌的前终支（图 3.22）。

运动支配

腋神经支配：

- 三角肌

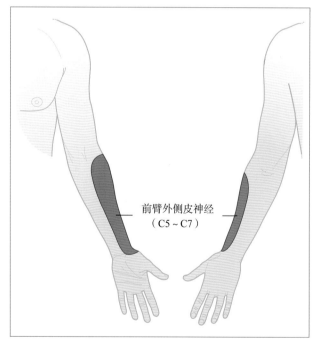

前臂外侧皮神经
（C5 ~ C7）

图 3.21　外侧皮神经的感觉功能

• 小圆肌

感觉支配

感觉支配的后终支分布于三角肌下方的皮肤区域（图 3.23），这是一个被称为"袖章"的自主区域，因为通常军装上臂上的徽章位于此处（图 3.24）。

腋神经损伤通常是由于盂肱关节脱位或肱骨外科颈骨折造成的，伴有三角肌和小圆肌萎缩，以致肩峰突出、肱骨大结节可见且容易触及。肩外展困难、无力，"袖章"区域感觉丧失。

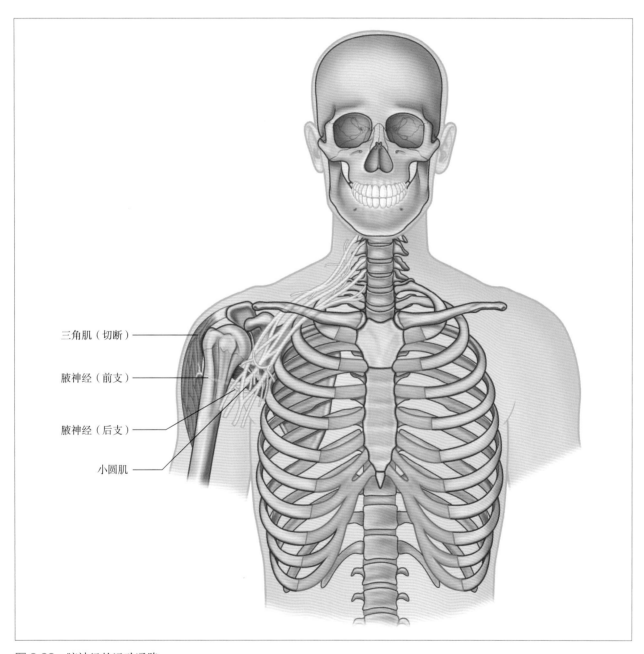

三角肌（切断）

腋神经（前支）

腋神经（后支）

小圆肌

图 3.22 腋神经的运动通路

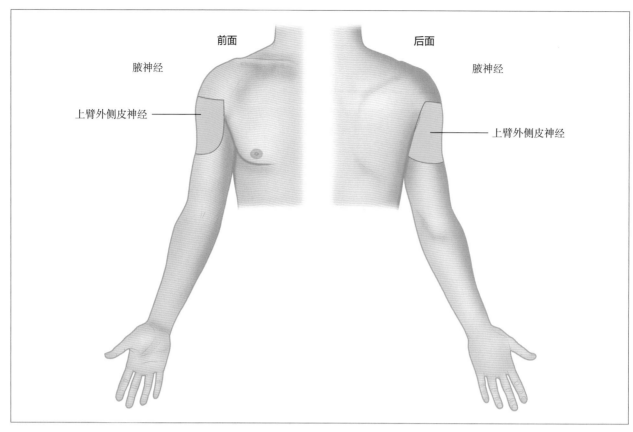

图 3.23 腋神经的感觉功能

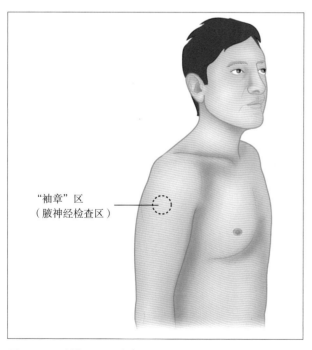

腋神经测试

图 3.24 腋神经的"袖章"区

第四章

腰骶丛解剖与功能

虽然我将介绍腰骶神经丛，但我认为将腰丛和骶丛分开来，并进行单独讲解更为合适。我个人认为，这能更好地学习腰、骶区的相关神经。

■ 腰丛

腰丛（图4.1）构成腰骶丛的上部，由4条腰神经（L1~L4）的分支和肋下神经（T12）组成。

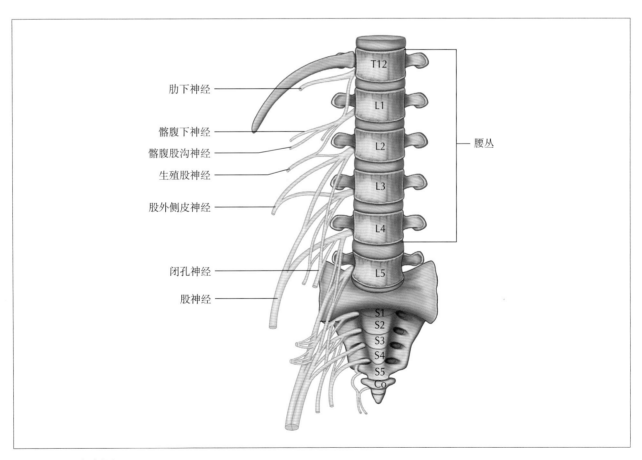

肋下神经

髂腹下神经
髂腹股沟神经
生殖股神经

股外侧皮神经

闭孔神经

股神经

T12
L1
L2
L3
L4
L5

腰丛

S1
S2
S3
S4
S5
Co

图 4.1　腰丛解剖图

腰丛的分支包括：

- 髂腹股沟神经和髂腹下神经
- 生殖股神经
- 股外侧皮神经
- 股神经
- 闭孔神经

髂腹股沟神经和髂腹下神经

第1腰椎节段（L1）形成髂腹股沟神经和髂腹下神经（图4.2），它仅支配腹内斜肌和腹横肌的联合腱。

从感觉分布上看，髂腹股沟神经支配着男性的阴茎根部和阴囊顶部皮肤的感觉，以及女性的大阴唇和耻骨上方皮肤的感觉。

髂腹下神经支配着耻骨区域以及臀外侧部皮肤的感觉，细分为外侧皮支和前皮支。

外侧皮支支配臀部皮肤的感觉，前皮支支配耻骨部下腹区的皮肤感觉。

生殖股神经

生殖股神经由 L1 和 L2 形成，穿过腰大肌，并分为生殖支和股支（图4.3）。生殖支进入腹股沟管出皮下环，支配阴囊区域皮肤的感觉和睾提肌

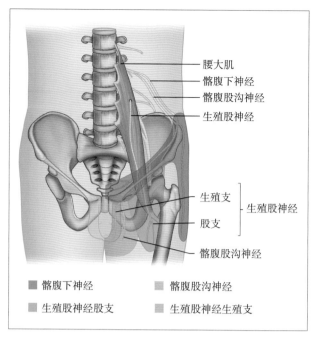

图 4.3　髂腹股沟、髂腹下和生殖股神经支配

（使男性睾丸升高）；在女性中，这个分支支配耻骨和大阴唇的皮肤感觉。股支支配着大腿上部、前面和内侧皮肤的感觉。

简单地讨论一下十分有意义的提睾反射（图4.4）——这种反射只存在于男性。

轻触大腿内侧，正常的反应是睾提肌立即收

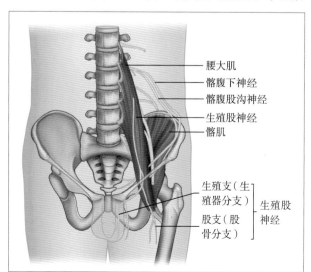

图 4.2　髂腹股沟神经和髂腹下神经解剖

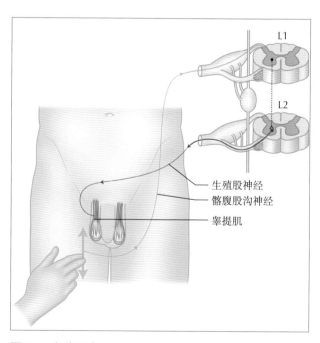

图 4.4　提睾反射

缩，导致相应一侧的睾丸抬高。这是因为髂腹股沟神经的感觉成分被激活，并通过生殖股神经的运动控制引起提睾肌收缩。

股外侧皮神经

股外侧皮神经（图 4.5）起源于 L2 ~ L3 水平，直接穿过髂肌和腹股沟韧带下方。然后穿过缝匠肌并支配大腿前面、外侧皮肤的感觉。

有一种医学上的病症，称作感觉异常性股痛（股外侧皮神经病），它与股外侧皮神经受压有关（股外侧皮神经经常穿过腹股沟韧带，因此它可能会受到损伤，并导致感觉异常性股痛）。通常，快速长胖的人更易受影响，因为他们的内衣会很快变紧并压迫腹股沟；孕妇也会出现这种情况，因为随着胎儿的成长，腹部的增大会对经过腹股沟韧带外

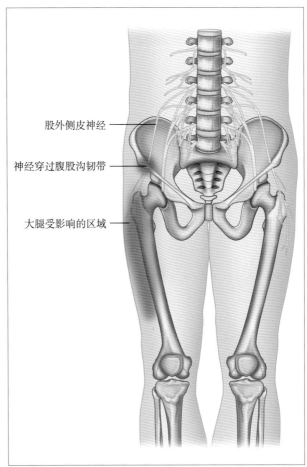

图 4.6　感觉异常性股痛和腹股沟韧带区域神经受到压迫

侧（毗邻 ASIS）的神经造成压迫（见图 4.6）。这种情况也被称为紧身裤综合征，是由于穿紧身的牛仔裤而引发的症状。

股神经

股神经（图 4.7）是腰丛最大的分支，它位于大腿区域，而非一些文献所说的小腿。它是由第二 ~ 四腰神经根组成的神经干。

在股区，神经再分为前支和后支，支配如下肌肉，如图 4.8 所示，然后在大腿前、内侧进一步细分为许多更小的分支。

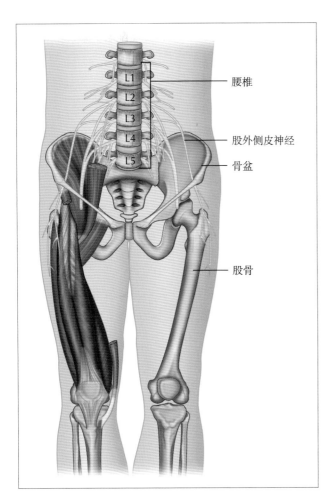

图 4.5　股外侧皮神经解剖

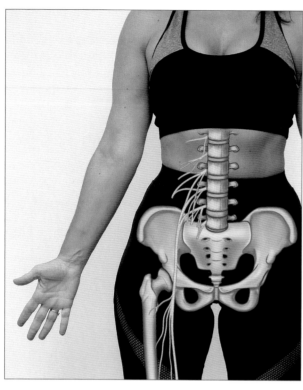

图 4.7 股神经走行

前支（神经）支配：

- 髂肌
- 缝匠肌
- 耻骨肌

后支（神经）支配：

- 股直肌
- 股外侧肌
- 股内侧肌
- 股中间肌

股神经皮支有两个分支，一条是股神经前皮支，它支配大腿前侧，另一条是隐神经。隐神经是股神经中最长的感觉（皮节）神经，支配小腿内侧面和足内侧缘的感觉（图4.9）。由于隐神经的重要性及其与回行的大隐静脉伴行，因此在搭桥手术

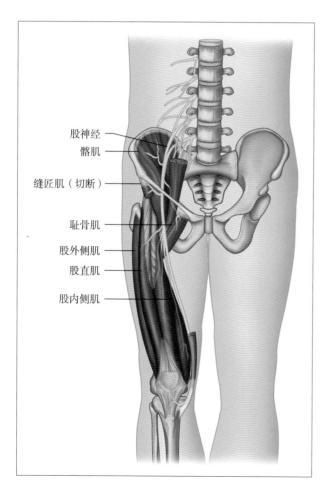

图 4.8 股神经的运动通路

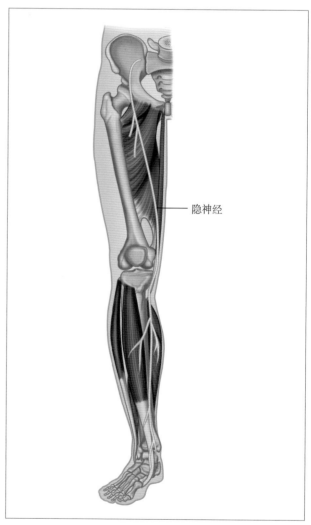

图 4.9 隐神经及其小腿的神经支配

的过程中经常会损伤到隐神经；该神经也可能在膝关节手术中受损。

闭孔神经

闭孔神经（图4.10）起源于腰丛第二、第三、第四腰神经（L2、L3、L4）的腹侧分支，并穿过闭孔。神经支配：

- 闭孔外肌
- 耻骨肌（切断）
- 短收肌
- 大收肌半侧
- 长收肌
- 股薄肌

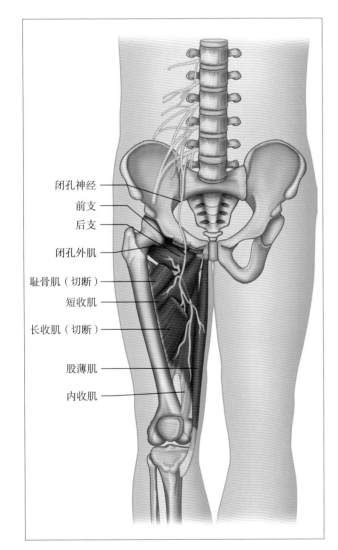

图4.10　闭孔神经的运动通路

尽管它的名字是闭孔神经，但它并不负责闭孔内肌的神经支配。这块肌肉是由来自坐骨神经根的闭孔内神经（L5～S2）所支配的。

闭孔神经支配大腿内侧皮肤的感觉。

案例分析 4.1

很多患者因膝关节疼痛就诊。但是他们做大部分运动时膝关节疼痛的症状并没有加重，我觉得这一点特别有意思。总的来说，如果你有膝关节疼痛，那么大部分包括膝关节屈曲和伸展的动作（比如下蹲、弓箭步、上下楼梯）都会引起疼痛。如果这些特殊的运动没有出现激惹症状，那么很可能膝关节疼痛只是一种表现，而不是真正的病因。接下来的这位朋友的情况也正是如此。几周以来，我的一个朋友总是提到他的右膝关节很痛，但他说不出是哪个运动加重了疼痛。他只是简单地说："大多数时候都很疼，但实际上我什么都没做。"

在评估方面，我使用了所有典型的膝关节评估技术，但似乎没有哪个动作会加重他的症状。接下来，我决定评估他的髋关节。同样，除了和他的左髋相比，他的右髋有点僵硬外，我没有发现有任何特殊的情况。然后我继续评估他的腰椎，我发现与上下节段相比，L3～L4之间椎体的运动受限。于是，我决定激活该区域，并且对他的椎旁肌使用一些软组织技术进行治疗，最后在L3～L4处进行手法复位。老实说，症状最初并没有太大的改善，因为他仍提及膝关节疼痛。然而在结合软组织技术、髋关节松动技术和脊柱手法复位治疗后，患者开始有所反应，经过4～6次治疗后，膝关节疼痛终于消退。

■ 骶丛

骶丛（图4.11）通常是腰骶丛的下部，它是神经网络的一个分支，它支配部分骨盆、股后部、大部分小腿和整个足的运动和感觉。它是腰骶丛的一

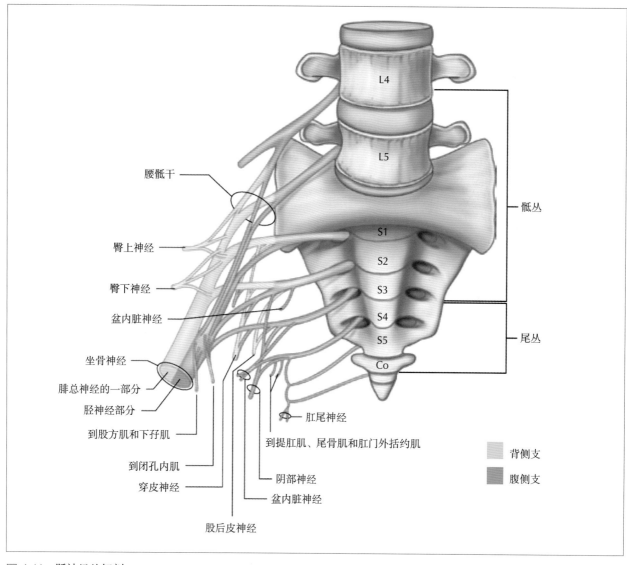

图 4.11　骶神经丛解剖

部分。骶丛是由腰骶干 L4、L5（L4 神经的前支的一部分和 L5 神经的前支）和 S1、S2、S3、S4 的前支形成，每一个前支又分为前支和后支。前支支配下肢屈肌，后支支配伸肌和外展肌。

　　所有进入骶丛的神经根都分成前后两部分。由这些分支产生的神经如下。

- 坐骨神经
- 胫神经：L4 ~ S3
  - 腓总神经：L4 ~ S2
  - 臀上神经：L4 ~ S1
- 臀下神经：L5 ~ S2
- 股后皮神经：S1 ~ S3

- 阴部神经：S2 ~ S4
- 支配股方肌和下孖肌的神经：L4 ~ S1
- 支配闭孔内肌和上孖肌的神经：L5 ~ S2
- 支配梨状肌的神经：S1 ~ S2

坐骨神经

　　坐骨神经（图 4.12）是目前为止人体最长、最粗的神经。它是由骶丛神经上部的前主支 L4、L5、S1、S2、S3 形成的。它从坐骨大孔出发，通常经过梨状肌下方（图 4.13）。

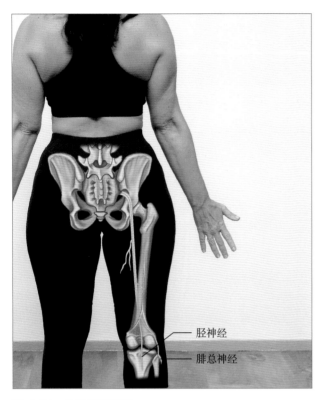

图 4.12　坐骨神经通路

坐骨神经支配以下肌肉，如图 4.14 所示：

- 股二头肌
- 半膜肌
- 半腱肌
- 大收肌半侧

真正的坐骨神经损伤会出现感觉改变、麻木、无力和疼痛。根据刺激的来源和程度，疼痛可从轻微到严重。坐骨神经刺激通常发生在脊柱的 L5 或 S1 水平，且仅发生在一侧。疼痛会一直传到足部，影响正常的运动，但在损伤正常愈合的情况下，牵涉性疼痛应该消散并变得中心化。未解决的慢性疼痛，特别是不明原因的慢性疼痛，应引起医生或初级保健小组注意。

大约在大腿中部，坐骨神经再分为胫神经和腓总神经。

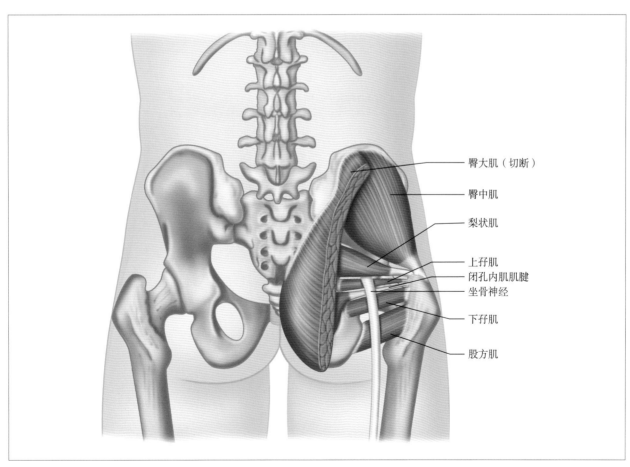

图 4.13　坐骨神经和梨状肌的关系

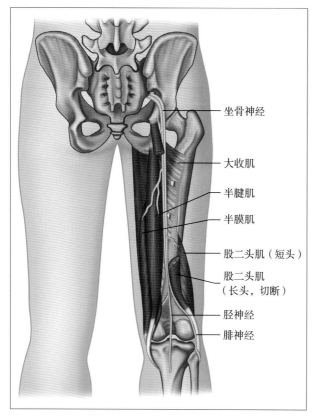

图 4.14 坐骨神经的运动通路

胫神经

胫神经（图 4.15）是坐骨神经的一个主要分支，与腓总神经都起源于腘窝上角附近，支配小腿后部的肌肉：

- 腓肠肌（切断）
- 比目鱼肌
- 跖肌
- 腘肌
- 胫骨后肌
- 趾长屈肌
- 跛长屈肌

胫神经的一个下分支构成足底内侧神经（图 4.16），该神经支配：

- 跛展肌
- 趾短屈肌
- 跛短屈肌
- 第一趾蚓状肌

另一个下分支构成足底外侧神经，该神经支配：

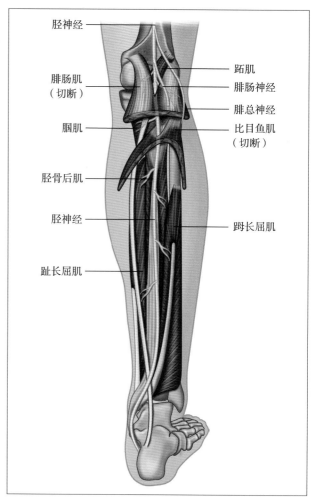

图 4.15 胫神经的运动通路

- 小趾展肌
- 足底方肌
- 跛收肌
- 小趾短屈肌
- 骨间足底肌
- 骨间背侧肌
- 第三趾外侧蚓状肌

腓总神经

如图 4.17 所示，腓总神经经坐骨神经起源于第四、第五腰神经（L4~L5）和第一、第二骶神经（S1~S2）的背支，分为腓浅神经和腓深神经。

腓浅神经支配：

- 腓骨长肌
- 腓骨短肌

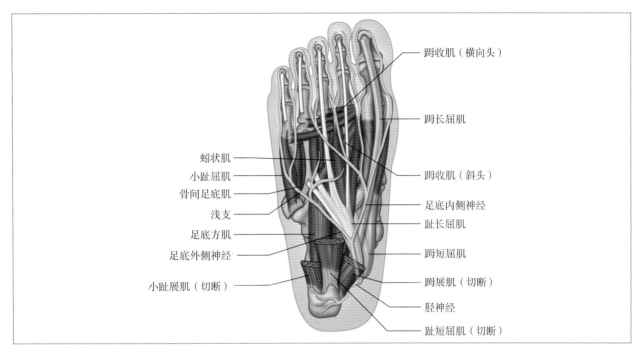

图 4.16　足底内侧和外侧神经的运动通路

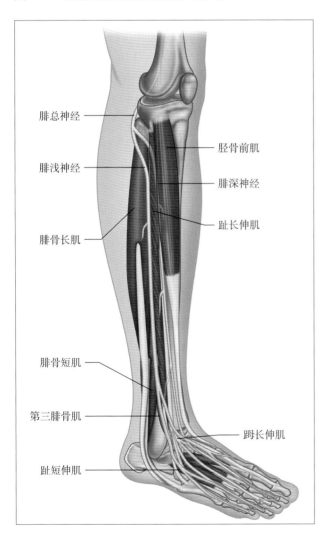

图 4.17　腓总神经的运动通路

腓深神经支配：

- 胫骨前肌
- 趾长伸肌
- 第三腓骨肌
- 跨长伸肌
- 跨短伸肌
- 趾短伸肌

腓肠神经

胫神经的感觉分支称为内侧皮神经，腓总神经的感觉分支称为腓肠外侧皮神经。这些神经共同构成了腓肠神经［拉丁语中的腓肠（sura）等同于小腿］，它位于小腿区域，并支配着足背外侧和踝关节外侧下方皮肤的感觉，如图 4.18 所示。

案例分析 4.2

这是一个非常有趣的案例，一名 50 岁的男性有一天打电话给我说，他不能伸展他的左侧跨趾，也不能完全抬起（背伸）脚踝，因为他感觉无力。他被告知他患有一种被称为足下垂的病（见第十章的"足下垂"部分）。医生诊断是由于他下段脊柱

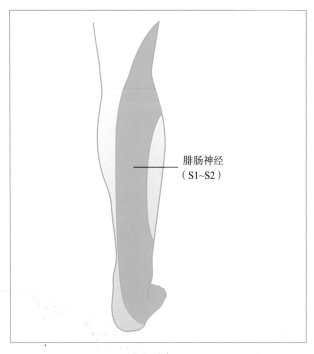

腓肠神经
（S1~S2）

图 4.18　腓肠神经神经支配

的椎间盘影响了 L5 神经根。患者明确地说，他并不认为问题出现在他的背部，因为他从未有过任何类型的背痛。

在电话中，他提到了一些关于左腿和膝关节以下的问题，但有点含糊不清，于是我决定在首次的会诊过程中对此做进一步的分析。患者预约了腰椎 MRI 检查，所以我决定在见他之前先等待检查结果。然而，对于任何可能导致症状的脊柱相关的检查，结果都是阴性。现在医生们感到很困惑，想不出任何可能造成他足下垂的根本原因。

当我对他进行评估时，我没有发现他的腰椎有任何问题。此外，L4、L5、S1 反射正常，为 2++（见第五章的"叩诊锤技术"）。当要求患者翘起他的蹬趾时，没有任何动作；然而，他可以稍微抬起（背伸）他的脚踝，尽管这个动作很弱。然后我继续观察他的近端胫腓关节，因为腓总神经位于腓骨头附近。我发现这个部位相对于另一侧来说特别僵硬。因此，我决定通过激活腓骨肌和胫骨前肌，并利用软组织技术来治疗这个特定的关节。我不确定这种治疗会有什么效果，但几天后，患者给我发了

一封邮件，他察觉自己的蹬趾出现了轻微的收缩。我继续对腓骨头和周围相关肌肉继续这种治疗。在接下来的几周内，患者的情况有了一些改善，但是后来治疗就停止了，因为我觉得没有再取得任何显著进展。

在我的建议下，患者进行了第二次 MRI 检查。这次检查聚焦在他的小腿上，特别是腓骨头及前部和外侧肌间室。扫描结果显示，这里存在着我以前从未见过的情况：一个囊肿，长约 8cm，宽约 2cm，里面的液体被认为是近端胫腓关节滑液的"渗出物"。扫描还显示腓深神经被包裹在这个囊肿中，这（在某种程度上）完美解释了为什么这名患者会出现足下垂。几周后，患者接受了囊肿切除手术，之后他的蹬趾和踝关节有了更多的活动。但在手术几个月后，神经仍未完全恢复，我认为这是由于囊肿最初对腓深神经造成的压迫性损伤，也因此确认囊肿存在的时间较长。我个人认为他永远不会完全康复，但积极的一面是，患者因为得到了正确的诊断而欣喜，他也注意到了他的踝关节和足部活动有所改善。

臀上神经

臀上神经起源于 L4、L5 和 S1，离开了骶丛，穿过周围血管，经坐骨大孔和梨状肌上方，支配以下肌肉：

- 阔筋膜张肌（tensor fasciae latae, TFL）
- 臀中肌（gluteus medius, Gmed）
- 臀小肌（gluteus minimus, Gmin）

臀下神经

臀下神经起源于 L5、S1、S2，穿过坐骨大孔和梨状肌下孔出盆腔，支配以下肌肉：

- 臀大肌（gluteus maximus, Gmax）

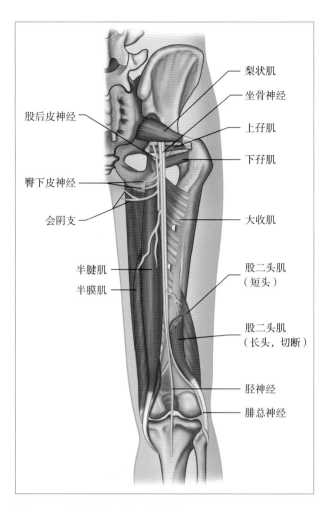

图 4.19　股后皮神经的运动通路

股后皮神经

股后皮神经（图 4.19）从 S1~S3 出骶丛并穿过坐骨大孔，经过梨状肌下孔出盆腔。它支配大腿后面皮肤的感觉，也支配会阴和臀部皮肤的感觉。

阴部神经

阴部神经（图 4.20）起源于骶丛 S2~S4，穿过坐骨大孔下部，并穿过骶棘韧带，然后进入坐骨小孔。随后进入阴部管，并分为直肠下神经，然后是会阴浅神经和会阴深神经。

阴部神经支配会阴部和肛门周围皮肤的感觉，也支配男性和女性的生殖器周围的皮肤感觉（男性的阴茎和阴囊，女性的阴蒂和大阴唇）。运动支配主要集中于肛门外括约肌、尿道外括约肌和盆底肛提肌。

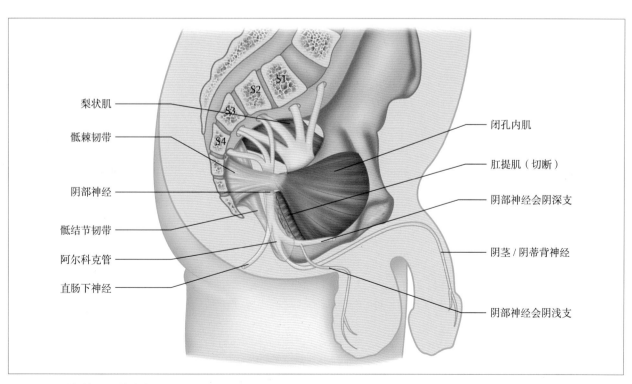

图 4.20　阴部神经及其分支的解剖

案例分析 4.3

一位 75 岁的男性患者前来就诊，他觉得是睾丸症状，该症状困扰他很长一段时间。他看过医生后，进行了睾丸超声检查，没有发现任何异常，所以医生建议他去咨询物理治疗师。我最初的想法是，靠近腰大肌的感觉神经（髂腹股沟 / 生殖股）为腹股沟区域提供了神经支配。因此，我最初侧重于通过软组织治疗技术和牵伸技术来治疗腰大肌，经过两个疗程，他的症状已经稳定下来。在这一年里我又见过他几次，但上次接受治疗时，我感觉治疗对减轻症状的效果微乎其微。

然而患者现在提到了一些其他问题：排尿和起夜频率增加，以及无法维持正常的勃起。因此，他的医生通过肛门触诊前列腺，发现该器官存在异常。医生建议通过血液检查以确定是否存在前列腺病变。这种检查称为前列腺特异性抗原（prostate specific antigen，PSA）检查，用以测定血液中的

PSA 含量。PSA 水平低于 4ng/ml 认为是正常，但该患者的 PSA 值较高：超过 10ng/ml。医生说，该患者的 PSA 水平过高可能是由于前列腺肥大（称为前列腺增生）导致，最糟糕的结果可能是患有前列腺癌。

我提到案例分析 4.3 的原因是由于前列腺的解剖位置和相关神经的距离。你可以在图 4.21 中看到，前列腺变大会压迫神经，这些压迫可能会导致该患者出现一些生殖器症状。

患者最终被确诊为前列腺癌，几个月后，前列腺被切除，他完全康复了。

下面的肌肉由骶丛支配：

- 股方肌（L4 ~ L5）
- 下孖肌（L5、S1、S2）
- 闭孔内肌和闭孔外肌（L5、S1、S2）
- 上孖肌（L5、S1、S2）
- 梨状肌（L5、S1）

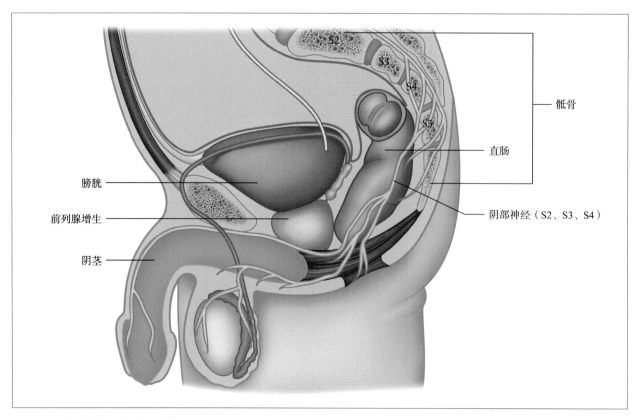

图 4.21　前列腺增生导致相关神经受压

第五章

深腱反射

■ 反射反应

大多数人都曾有过此经历：被医生用橡皮锤叩击膝关节。这是一种常见的神经系统检查方法，通过诱发简单的反射活动（或许不简单，视情况而定），检查是否存在中枢或周围神经系统病变。

膝反射是敲击膝关节的正常反应，属于一种典型的深腱反射（deep tendon reflex，DTR），它是由髌骨或叩诊锤敲击肌腱引起的一种非自主肌肉收缩反应。通过传入（感觉）神经发送信号到脊髓，中间神经元接收突触信息后，通过传出（运动）神经传回同一肌肉，引起肌肉收缩和膝反射，参见图 5.1。

腱反射消失提示可能存在脊髓、神经根、周围

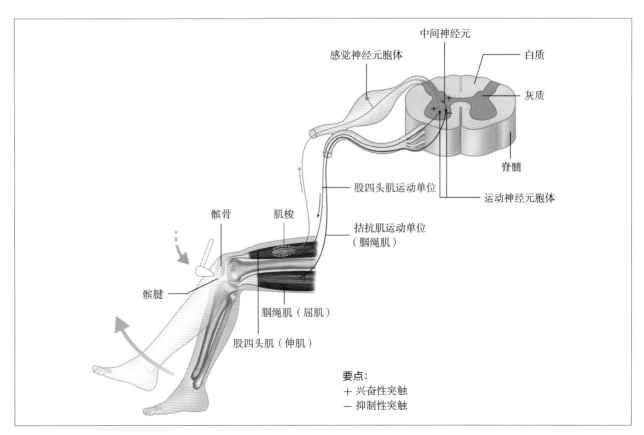

图 5.1 髌腱反射的生理过程

神经或肌肉的损伤。当出现异常反射活动时，可能是由于感觉和（或）运动神经损伤。治疗师需要检查身体不同部位的腱反射，以确定神经损伤存在于何处。

市面上可购买到各式各样的叩诊锤，如图5.2所示。我个人偏好于这款较大的塑料版——"Queen Square"，即图中5个锤子中右边两款塑料锤子中较大的那个。三角橡胶锤是最受欢迎和推崇的，特别是在美国，实际上它是首款为人所知的神经叩诊锤，由约翰·麦迪逊·泰勒（John Madison Taylor）设计于1888年，于是也被称为泰勒（或战斧）叩诊锤。

许多治疗师，尤其在英国，他们倾向于购买不锈钢型叩诊锤，它一端装有一枚检查针刺觉的部件，另一端装有一枚检查轻触觉的部件。如图5.3所示。这类叩诊锤可用于测试相关皮节的感觉区。

叩诊锤技术

- 患者处于舒适和放松的体位，充分暴露被测试肌肉。

- 治疗师握住叩诊锤柄的末端，叩击被测试肌肉的肌腱（或者将拇指放在肌腱上，轻叩拇指），观察肌肉收缩。

- 在身体另一侧对称部位重复以上测试，并进行双侧对比。

    反射表现分为以下几种：

- 亢进（3+++）

- 正常（2++）

- 减弱（1+）

- 消失（-）

■ 上肢反射测试

C5反射测试——肱二头肌

- 患者放松手臂，治疗师用力握住患者肘部。

- 嘱患者屈肘用力，治疗师可以触摸到肌腱。

- 治疗师将拇指放在肱二头肌肌腱上，用叩诊锤轻叩拇指来引出肱二头肌反射（图5.4）

    C5肱二头肌反射通过臂丛神经传导，如图5.5所示。

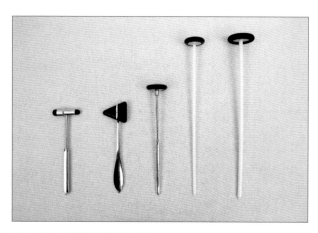

图5-2　不同类型的叩诊锤

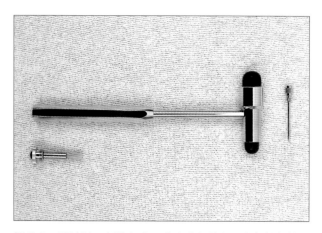

图5.3　叩诊锤，额外包含一个尖头部件和一个轻触部件

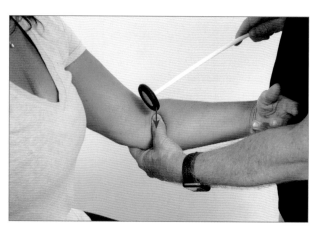

图5.4　C5反射测试

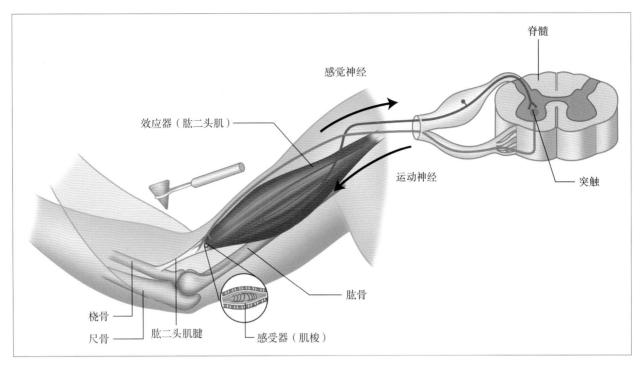

图 5.5　通过肌皮神经的 C5 反射测试

C6 反射测试——肱桡肌

- 患者放松手臂，治疗师轻握其手腕。
- 嘱患者屈肘用力，治疗师可以感受肱桡肌的收缩。
- 治疗师用叩诊锤轻叩手腕上方的肱桡肌腱（叩击肌腹也有反应），引出肱桡肌反射（图 5.6）。

    C6 肱桡肌反射通过桡神经传导。

C7 反射测试——肱三头肌

- 轻握患者手腕，将患者手臂置于其下胸 / 上腹部。
- 轻叩尺骨鹰嘴上方的肱三头肌肌腱（肱三头肌止点位于尺骨上），引出肱三头肌反射（图 5.7）。

    C7 肱三头肌反射通过桡神经传导。

    注意：如果某个特定反射很难引出，尝试使用同样的技术和"强化"技巧——即要求患者咬紧牙

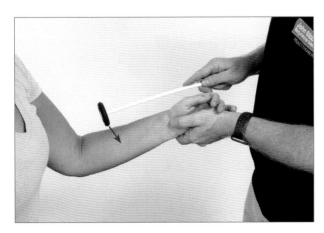

图 5.6　C6 反射测试

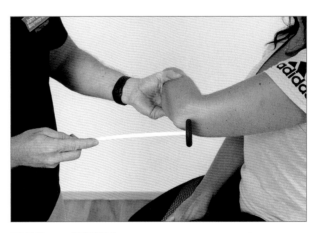

图 5.7　C7 反射测试

齿或紧扣十指，并尝试把他们的手指分开，此时再进行测试以诱发反射。

■ 下肢反射测试

L3 反射测试——内收肌

- 患者放松双腿，治疗师定位患者的长收肌，嘱患者抗阻进行内收，感受其肌腱的收缩。
- 接下来，治疗师将两个手指放在肌腱上，并适当加压以改变组织内肌腱的张力。
- 治疗师用叩诊锤轻叩放在肌腱上的手指，引出内收肌反射（图 5.8）。

　　L3 内收肌反射通过闭孔神经传导。

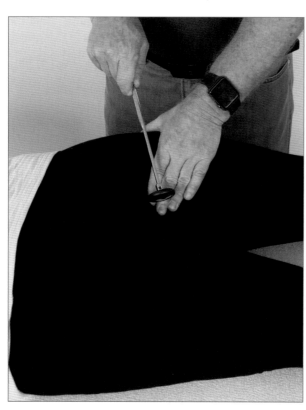

图 5.8　L3 反射测试

L4 反射测试——髌腱

- 患者放松双腿，治疗师托住其腘窝，并使患者屈膝约 20°。

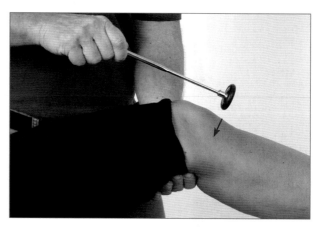

图 5.9　L4 反射测试

- 通过叩诊锤轻叩髌腱上方，引出膝反射，如图 5.9 所示（此时，治疗师的拇指不必放在肌腱上）。

　　L4 膝反射通过股神经传导。

L5 反射测试——内侧腘绳肌肌腱

　　2012 年 Esene 等人证实了内侧腘绳肌肌腱是测试 L5 水平反射的有效方法，但很少有治疗师知道这种特殊的反射。

- 患者俯卧位，放松双腿。
- 治疗师轻握大腿，使膝关节屈曲约 30°。
- 用叩诊锤轻叩放在半腱肌或半膜肌的内侧腘绳肌肌腱上的拇指，引出 L5 反射，如图 5.10。

　　L5 内侧腘绳肌反射通过胫神经（坐骨神经的分支）传导。

S1 反射测试——跟腱

- 患者放松腿部，保持膝关节微屈，髋关节外展外旋位。
- 治疗师牵伸患者跟腱，维持踝关节背屈位。
- 用叩诊锤直接敲击足跟上方的跟腱，引出跟腱反射（图 5.11）。

　　S1 跟腱反射通过胫神经（坐骨神经的分支）传导。

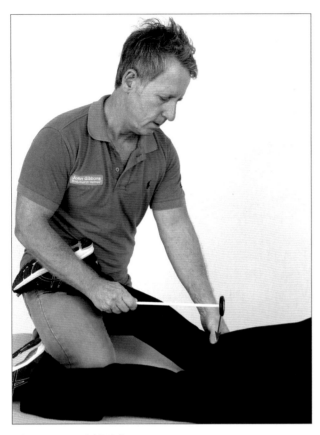

图 5.10 L5 反射测试

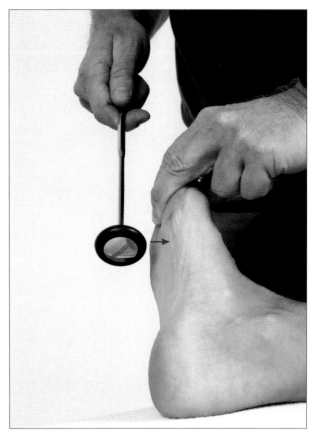

图 5.12 S1 反射测试（足底）

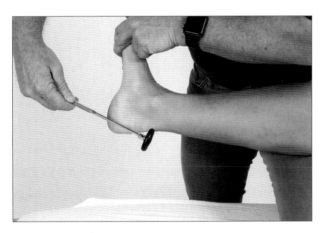

图 5.11 S1 反射测试（跟腱）

S1 反射测试——足底

跟腱反射测试的替代方案，也属于 S1 反射测试。

- 在患者腿部放松的情况下，治疗师用两根手指在足底表面缓慢地背屈患者踝关节。
- 用叩诊锤轻叩治疗师手指旁的足底的球形突起区

域（近跖趾关节处）来引出足底反射（图 5.12）。

足底反射通过足底神经传导，是胫神经（坐骨神经分支）的延续。

S3~S4 反射测试——肛门外括约肌

用来检查阴部神经（S2~S4）支配能力，具有一定侵入性；可诱发肛门括约肌收缩，因此也称为肛门反射。在必要条件下，才进行此检查。

- 用棉签轻触患者肛门，观察其反应。
- 轻触可引起肛门括约肌反射性收缩，如图 5.13 所示。

巴宾斯基（Babinski）反射试验——足底面

巴宾斯基反射试验，以神经学家约瑟夫·巴宾

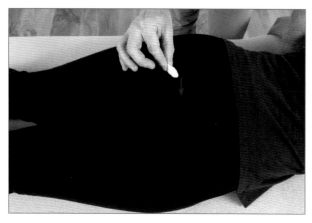

图 5.13 轻触肛门诱发起肛门括约肌收缩

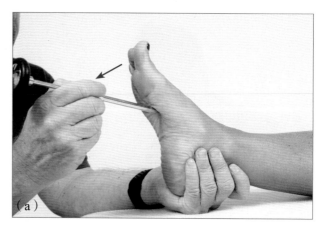

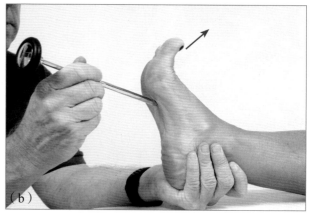

图 5.14 巴宾斯基反射试验：（a）正常反应；（b）阳性反应

斯基（Joseph Babinski）的名字命名，它是一种特殊的神经测试，用于检测中枢神经系统内大脑或脊髓的病变。然而，在新生儿（12~24 个月内）中，这项测试为阳性，因为新生儿期的大脑到脊髓的皮质脊髓束并未完全髓鞘化。但是，随着神经发育完善，巴宾斯基征将会逐渐消失。

- 暴露患者足部皮肤，治疗师用钝物在足底外侧面，从足跟外缘向踇趾方向轻划。金属叩诊锤的末端非常适合进行此操作，但应注意避免划伤。
- 通常有 3 种典型反应
  - 正常反应（巴宾斯基征阴性）：足趾向跖面屈曲，如图 5.14a；
  - 无反应：没有运动被引出；
  - 阳性反应（巴宾斯基征阳性）：踇趾背伸，余四趾跖屈并呈扇形张开，如图 5.14b。

  如果你观察患者出现阳性反应，即踇趾背伸、其余趾如扇形张开，则说明其病变位于中枢神经系统（图 5.14b），但还需要进一步确认。如果一侧巴宾斯基征阳性，而另一侧正常，表明单侧大脑有病变。巴宾斯基征阳性患者，通常需要进一步检查，包括脑 CT 检查，脊髓 MRI 和（或）腰椎穿刺脑脊液检查。

■ 示例说明

上运动神经元病变

上运动神经元（upper motor neuron, UMN）病变通常表现为反射亢进（反射增加），而巴宾斯基反射试验是主要的临床检查手段之一。结果常表现为阳性（足趾向上翘起），当快速被动活动患者肢体时，会表现为高张力（肌肉张力增高）和痉挛，同时检查者会感觉到有运动抵抗感。通常亦会出现阵挛，即牵张反射强烈的地方可见肌肉出现 4~7 次的收缩。这不由地让人想起当踝关节突然被牵伸至背伸位时，可诱发踝阵挛。

下运动神经元病变

下运动神经元（lower motor neuron，LMN）病变通常表现为反射减退（反射减弱或缺失）、低张力（肌张力下降）、束颤（肌肉自发性抽搐）和纤颤（可感觉到肌肉的这种反应，但看不到肌肉收缩，而肌电图可检测到它），肌肉收缩无力（肌肉萎缩）。

上、下运动神经元病变的差异见表5.1。

表5.1　上、下运动神经元病变的差异

UMN 病变症状	LMN 病变症状
反射亢进	反射减弱
高张力	低张力
痉挛	软瘫
巴宾斯基征阳性	巴宾斯基征阴性
阵挛	束颤和纤颤

单个反射的缺失提示某脊髓节段的神经根病变。例如，如果C4~C5椎间盘突出压迫C5神经根，肱二头肌腱反射可能会消失。

■ 反射节段的参考表

表5.2　上肢和下肢的特异性反射

测试反射区域	对应的脊柱水平
肱二头肌腱	C5
肱桡肌（前臂）	C6
肱三头肌（肘）	C7
内收肌	L3
髌腱	L4
内侧腘绳肌	L5
跟腱	S1
足底（足）	S1
肛门外括约肌	S3/S4
巴宾斯基征（足底）	上运动神经元（CNS）

神经反射测试的重要性毋庸置疑。本书强烈建议掌握叩诊锤的使用技巧，它将帮助你进行正确的诊断。

下面介绍几个在牛津诊所的真实案例，将有利于理解神经反射测试在这些案例中的重要性。

■ 案例分析

案例分析 5.1

一名24岁男性患者因左腿无力来就诊。他很好动，喜欢武术。当他试着做踢腿动作时，他的右腿强壮有力，但总感觉左腿无力；不管他怎么努力，总感觉大脑无法控制腿部活动（患者自述）。此外，他还有下胸部疼痛。在过去的几个月里，他接受了20多次的整脊师和物理治疗师的治疗，但仍感胸痛不适，更重要的是，腿部症状没有改善。

初次问诊后，我的第一反应是用叩诊锤来检查他的神经反射。结果发现：C5、C6和C7的上肢反射正常（2++），而L4和S1的下肢反射亢进（3+++）。双侧巴宾斯基征阳性，表现为姆趾和其余四趾向上（伸展）而非向下（屈曲），说明他可能存在中枢神经系统的上运动神经元损伤。

我总是对学生说医生就像侦探，更确切地说是治疗侦探。患者提供病症信息，然后我们必须找出可能的原因。这不像听起来那样简单，只有保持终生学习的态度，不断积累经验，我们才会变得睿智博学。我们简单回顾此患者的检查结果：C5、C6和C7反射测试正常，说明大脑和脊髓（CNS）在C7及以上水平均正常；但是从C7到L4反射亢进，巴宾斯基征阳性，说明C7到L4脊髓水平异常。

需要说明一下，可能有些读者对于上述描述存在困惑。假如所有反射都是亢进（3+++）且巴宾斯基征阳性，则说明上运动神经元病变，而且可以辨别出大脑或脊髓的问题。但是，上肢反射测试正常（2++），下肢反射亢进且巴宾斯基征阳性，表明损伤必然出现在C7水平和L4水平之间。综合上述反射改变，我推测脊髓C7~L4脊髓水平之间可能存在病变。

患者描述他有下胸椎疼痛，因而推断出其胸椎某个脊髓节段有问题。因为反射亢进、巴宾斯基征阳性，我断定其上运动神经元（中枢神经系统）存在病变。我与他的医生沟通后，患者立即做了颈椎、胸椎和腰椎的 MRI 检查。诊断结果是 T9~11 水平存在神经纤维瘤。

诊断明确后，患者进行了脊柱肿瘤切除手术，几个月后他回来看我。我很高兴地发现他的左腿和反射都正常，胸椎也不再疼痛。

截瘫

从消极的角度来看，如果案例 5.1 中的患者没有做手术，随着病情进展，他有可能发展成截瘫。由于病灶位于胸椎或腰椎，将会引起下肢（双腿）的运动或感觉神经系统损伤，很难完全恢复。如果是颈椎的高位脊髓损伤，造成四肢瘫痪，上肢、下肢均受到影响。

案例分析 5.2

一位 45 岁的女性给我发了电子邮件，描述了她存在一段时间的髋部和腹股沟问题，并问我是否可以为她诊治，帮她解决这些问题。之后她来诊所就诊，经过问诊，我认为除了髋关节，她还存在其他问题。她不停地描述一些奇怪的症状，如她觉得自己的一只眼睛有问题，她还感到自己身体某些部位虚弱，而且她的描述模糊不清。

鉴于髋关节是主要就诊原因，我还是首先对她的髋关节进行了检查，发现其髋关节唇（软骨）存在问题，需要进一步检查。在征得患者同意后，我使用叩诊锤来评估她的神经系统，发现她很多神经反射都亢进（3+++），如巴宾斯基征阳性（表现为足趾向上伸展，而非向下屈曲）。我告知了患者检查结果，并询问她的家庭是否有神经系统病史，

她的回答是没有。

我联系了她的医生，并建议进行脑部 MRI 检查。几周后她被诊断为多发性硬化（multiple sclerosis，MS）。确诊后她给我打电话表示感谢，并询问她的髋部问题该如何治疗。我回复她，考虑到她的诊断是多发性硬化，髋关节并不是主要问题，因而不需要过度关注，她应该更多考虑生活质量问题，因为不知道这种疾病可能会给她带来什么长期影响。

多发性硬化

多发性硬化是一种自身免疫性疾病，在未知因素下会发生自身免疫反应，而且还会导致大脑或脊髓髓鞘绝缘层脱髓鞘。令人遗憾的是，这种上运动神经元损伤的病因尚不明确，也没有有效的治疗方法，但某些药物可能会对此有所帮助。

多发性硬化患者的典型症状如下：

- 视觉障碍（最常见的症状之一）
- 面部、手臂、手指和腿的麻木和刺痛
- 行走困难，控制步态困难
- 平衡问题和头晕
- 认知问题
- 膀胱和肠道的控制问题
- 疼痛和肌肉痉挛伴强直
- 言语和吞咽困难
- 抑郁
- 焦虑
- 疲劳和虚弱

案例分析 5.3

一位 51 岁的女性因持续性颈部问题伴一侧手部无力来就诊。症状持续了一段时间并且越来越严重。

问诊中，我发现她除了颈椎关节突关节或椎间

盘问题，更多的是她手的症状。她说左手持物困难并且感觉比右手更笨拙，也注意到左手偶有轻微的震颤。还有人提到她现在走路的模式有改变，而且有时会失去平衡。

在我接受整骨治疗培训时，一位导师反复强调对每位前来就诊的患者使用叩诊锤进行检查至关重要。于是我一直坚持对我的大多数患者进行神经病学检查。

当我用叩诊锤对该患者进行检查时，我发现她很多反射都异常活跃，能达到3+++级，属于反射亢进。而后我对她进行巴宾斯基反射检查，发现其结果正常。然后，我让她用拇指依次触碰示指、中指、环指和小指（对指试验），并快速重复该动作。她的右手可以很轻松完成任务，但左手十分困难。她说她很努力地尝试完成这个动作，但不知为何左手不受大脑的控制。

我将该患者转诊给她的医生，后来被诊断为早期帕金森病。

帕金森病

帕金森病（Parkinson's disease, PD）是另一种上运动神经元病变，通常发生在50~65岁之间。该病已被证明主要是由位于黑质内的多巴胺能神经元变性坏死引起的（多巴胺是一种化学信使，即神经递质；黑质是拉丁语"black substance"，即"黑色物质"，意为大脑中的一条深色的条纹）。黑质位于大脑内的脊髓与中脑交界处，属于基底节的一部分，主要负责将我们对运动的想法转化为行动。像基底节管理自主运动一样。黑质需要不断合成多巴胺来与基底节区沟通，进而调节运动。没有多巴胺作为神经递质，将会出现异常动作。基底节内信号不平衡会导致PD的典型症状——静止性震颤。

PD的部分病因是产生乙酰胆碱的细胞死亡，乙酰胆碱是另一种神经递质。这些细胞死亡的机制尚不清楚，但已明确的是：大约80%产生多巴胺

的神经元在疾病出现任何症状前就已经变性坏死。基底神经节中这些细胞坏死会影响到大脑皮层的运动区域，进而导致随意运动功能下降。

PD进展可从轻度到重度分为五个阶段，症状和体征如下：

- 从坐位站起来很困难
- 步行周期中双脚拖曳，无手臂摆动
- 驼背姿势
- 僵硬——上肢"齿轮"样强直和下肢"铅管"样强直
- 面部表情丧失——面具脸
- 静止性震颤，常见手指搓丸样动作
- 言语模糊
- 易发展为老年痴呆

结论

希望案例5.1~5.3能充分说明使用叩诊锤和完整询问病史的重要性。说实话，如果不使用叩诊锤检查，我也不会想到上述患者的症状与神经疾病有关（帕金森病患者除外）。

对于案例5.1，如果不测试反射，我可能会继续治疗胸椎，毫无疑问他的状况会逐渐变得更糟。至于案例5.2，如果不测试反射，我会把重点只放在治疗髋关节上，而不会考虑其他任何问题，因为那是她来就诊的首要目的。

案例5.1的患者整体预后良好，他在手术后完全康复。然而，案例5.2中的患者的最终预后并不明确。对于案例5.3中被诊断为帕金森病的患者，虽然病变位于大脑内部，但巴宾斯基反射在该疾病中往往表现正常。该患者服用了左旋多巴药物，该药物有助于增加多巴胺浓度，并能通过血脑屏障（多巴胺本身不能直接通过该屏障）。但这种药物通常有副作用，随着病情进展，药物作用时间有限。

记住，无论诊断和预后如何，作为物理治疗师的我们都应该尽最大努力帮助和安慰患者。

第六章

感觉测试——皮节与皮神经

■ 感觉系统检查（皮节）

何为皮节

皮节是指每个神经根所支配的特定的躯体皮肤区域（图 6.1）。

查看皮节分布图的困难在于，它们提供的信息在一定程度上具有多样性。在我看来，在互联网上可以找到的皮节图之间没有真正的一致性。例如，如果你在不同的网站上查看 4~5 张皮节图（神经专业图书也是如此），它们都会略有不同。因此，可能有人会说，对于想要学习该内容的初学者来说，这实际上是非常令人困惑的。我完全同意这一点，但希望这不是一个太大的问题，因为你必须记住我们都是独立的个体，我们的 DNA 是独一无二的，所以我们自己的皮节分布图可能与其他人的略有不同！

如果你经历过诸如麻木、刺痛、灼烧、蚁走感，以及瘙痒和疼痛之类的症状，你也可以将其描述为尖锐的、射击状的或针刺样的感觉，或者简单地描述为持续性症状。实际上，所有这些症状都是不同类型的神经系统感觉，在上、下肢及四肢远端（如手和足）的任何部位都可能会感觉到它们。

有时这些症状会从一个区域放射到另一个区域。坐骨神经痛是一个很好的例子，它可以放射到下肢。

何为皮神经

皮神经支配仅与皮肤的感觉区域有关，而且这个感觉区域被特定的皮神经支配。如果你看图 6.2，将会看到躯体的皮神经分布图，所有这些都是感觉神经。另一方面，皮节与此相似，但神经支配区域仅与单个脊髓神经根有关（表 6.1）。

区分疼痛或感觉改变是来源于脊神经根或皮神经的支配并不容易，让我们来看一些例子。第一个例子，假设你的颈椎受伤，并且 MRI 检查确诊 C4/C5 椎间盘膨出。由于 C5 神经根受到压迫，沿着 C5 神经分布（皮节）的区域可能有以下的感觉异常，如疼痛、麻木和刺痛感。这被称为神经根病变，会表现在特定的皮节区域。

第二个例子，假设你做过膝关节手术。在这种情况下，由于外科医生切到了浅表皮神经，你可能会失去一些膝关节区域的感觉。

第三个例子与我的一个朋友有关，他的桡神经在肘关节附近受损，随后前臂和拇指的虎口周围有部分感觉缺失。他的感觉改变不是由于颈椎间盘问题引起的 C6 皮节模式，而是由于桡神经的浅支（感觉）部分受损。

我们都曾有过不小心撞到自己的肘关节的经历，并在小指指尖会出现尖锐或刺痛的感觉。出现这种不适感是因为激惹了尺神经，而微损伤引起的反应被传送到该神经支配的区域（即小指）。因此，实

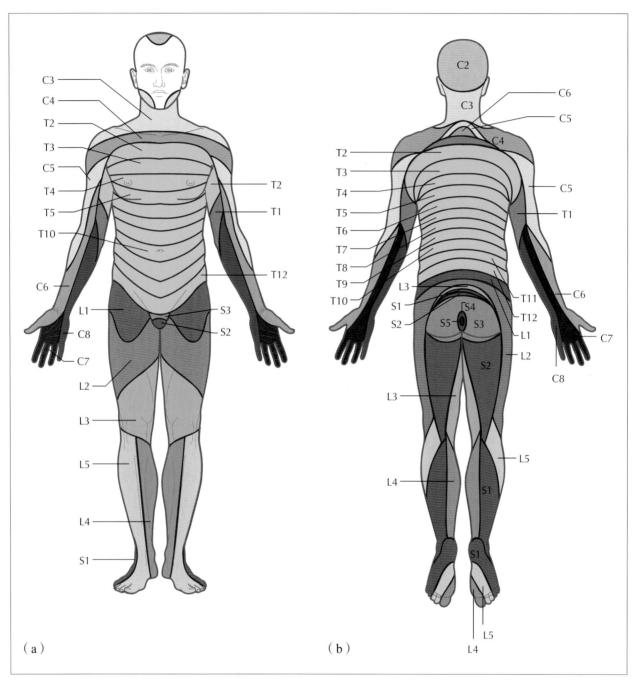

图 6.1 躯体皮节分布图：（a）前面观；（b）后面观

际上，这种传导放射是不可能沿着脊神经根（C8）皮节通路传导的。这应该阐明皮节和皮神经支配之间的区别。

图 6.3 是躯体前后区域的皮节和皮神经分布的对比图。

感觉异常

通常，上面列出的某些症状被描述为感觉异常，患者可能会使用"刺痛或烧灼感"来叙述这些感觉，它常常出现在手臂、手、腿和足上。毫无疑问，很多人都经历过"手脚发麻"，特别是在睡觉的手臂姿势不舒适或有时你只是碰巧碰到肘关节内侧，均会突然有触电感，这种感觉通常延伸到小指，这是因为刺激了尺神经。好在这种症状通常只是暂时的，通常无痛且无害，而且会很快消失。但是，对于某些具有潜在神经系统疾病的人而言，情况并非如此，感觉异常可能是由真正的神经损伤引起的，称为神经病变。

感觉消失

感觉消失是感觉的丧失，而感觉减退是感觉的减弱。麻木是患者最常见的症状，患者可能说："我似乎感觉不到我身体的某个区域。"它可能仅仅发生在膝关节手术的部位，在手术过程中，一个浅层皮神经被切断了，以至于患者膝关节皮肤的特定部位感觉缺失。有时妊娠会导致股外侧皮神经在通过髂前上棘（anterior superior iliac spine, ASIS）附近的腹股沟韧带时受到卡压。孕妇可能会说"无法感觉到大腿的外侧"，当这些孕妇摩擦大腿时会感到麻木。

感觉过敏

感觉过敏是指任一感官（视觉、听觉、触觉和嗅觉）的敏感性异常增加，如果是皮肤触觉过分增强，则称为触觉过敏。当神经受刺激时，触觉过敏的患者会感觉到严重的疼痛。例如，如果血糖升高（糖尿病）引起患者神经部分或全部受损，导致周围神经病变，就可能出现触觉过敏。感觉过敏还可能与饮食和声音敏感性增加有关（听觉过敏）。维生素 B_{12} 缺乏也可能引起敏感性增加，但通常经过补充就可以解决这个问题。

■ 皮节

神经起源于脊髓，分为感觉神经和运动神经。感觉神经为皮肤的特定区域提供感觉，这些神经被称为皮节。皮节在身体上呈现特定的分布图。治疗师可以使用一团棉絮、一根大头针，甚至是一个回形针来检查手臂和腿部的对称感觉。患者在检查时的异常反应可能预示着特定的神经根问题。

由于皮肤内分布着成千上万的神经末梢，我们每个人都应该能够通过皮肤检查辨别 4 种特定感觉之间的差异，即：

- 热
- 冷
- 疼痛
- 压力

实际上，我们身体有 30 个编码的皮节，这些皮节与它们起源的脊髓水平有关。C1 不存在皮节，因为 C1 没有感觉神经根。如表 6.2~6.4 所示，皮节从 C2 开始，至 S5 结束。我们倾向于把皮节分为上肢和下肢，因为这是医生最常检查的区域。然而，还有 12 个胸段皮节也值得一提。

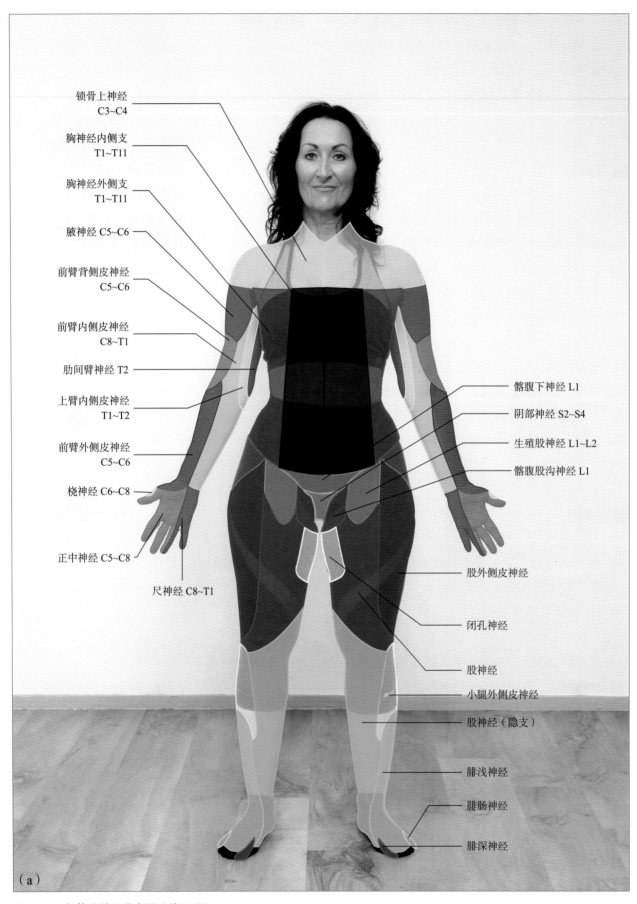

锁骨上神经
C3~C4

胸神经内侧支
T1~T11

胸神经外侧支
T1~T11

腋神经 C5~C6

前臂背侧皮神经
C5~C6

前臂内侧皮神经
C8~T1

肋间臂神经 T2

上臂内侧皮神经
T1~T2

前臂外侧皮神经
C5~C6

桡神经 C6~C8

正中神经 C5~C8

尺神经 C8~T1

髂腹下神经 L1

阴部神经 S2~S4

生殖股神经 L1~L2

髂腹股沟神经 L1

股外侧皮神经

闭孔神经

股神经

小腿外侧皮神经

股神经（隐支）

腓浅神经

腓肠神经

腓深神经

（a）

图 6.2a　躯体皮神经分布图（前面观）

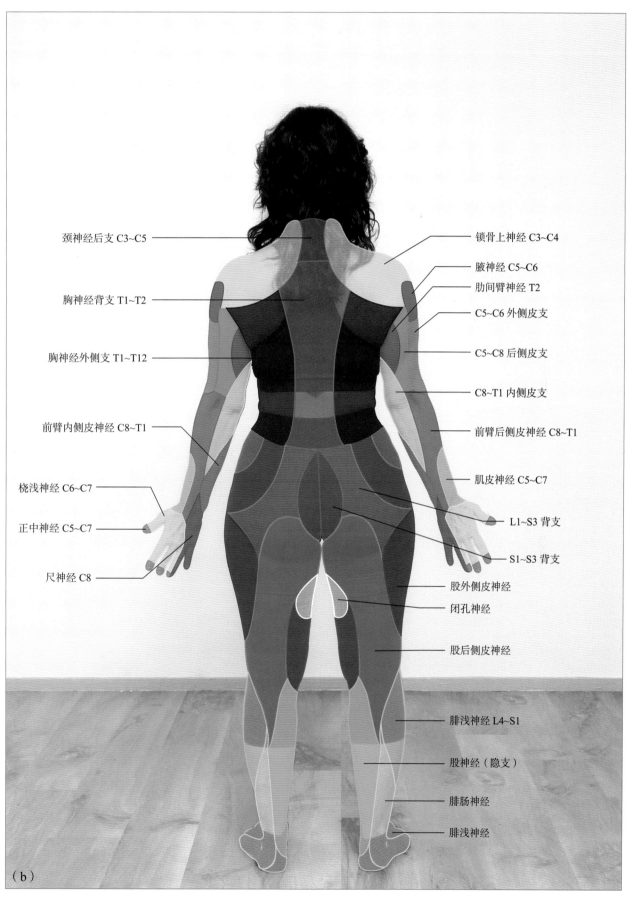

颈神经后支 C3~C5

胸神经背支 T1~T2

胸神经外侧支 T1~T12

前臂内侧皮神经 C8~T1

桡浅神经 C6~C7

正中神经 C5~C7

尺神经 C8

锁骨上神经 C3~C4

腋神经 C5~C6

肋间臂神经 T2

C5~C6 外侧皮支

C5~C8 后侧皮支

C8~T1 内侧皮支

前臂后侧皮神经 C8~T1

肌皮神经 C5~C7

L1~S3 背支

S1~S3 背支

股外侧皮神经

闭孔神经

股后侧皮神经

腓浅神经 L4~S1

股神经（隐支）

腓肠神经

腓浅神经

（b）

图 6.2b　躯体皮神经分布图（后面观）

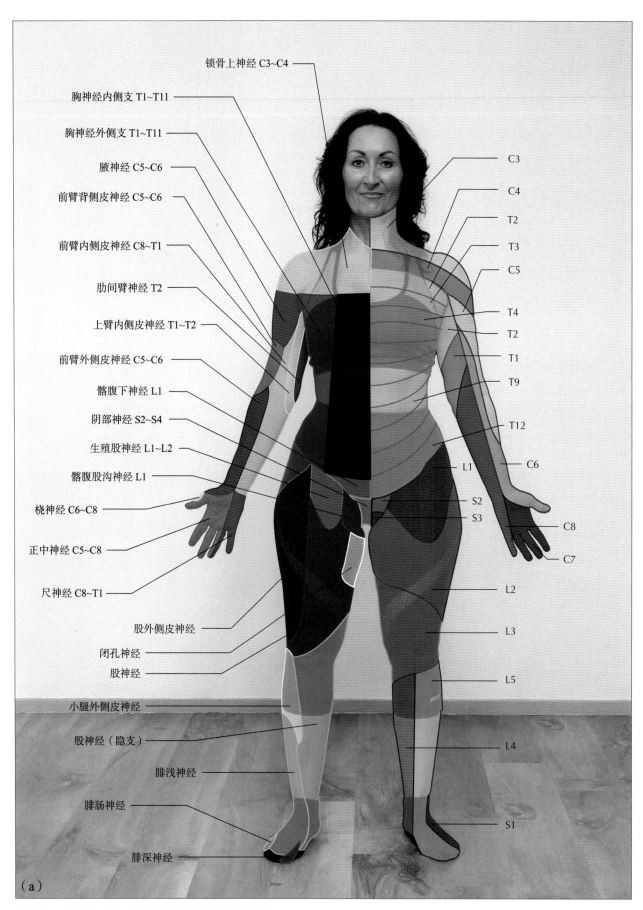

锁骨上神经 C3~C4

胸神经内侧支 T1~T11

胸神经外侧支 T1~T11

腋神经 C5~C6

前臂背侧皮神经 C5~C6

前臂内侧皮神经 C8~T1

肋间臂神经 T2

上臂内侧皮神经 T1~T2

前臂外侧皮神经 C5~C6

髂腹下神经 L1

阴部神经 S2~S4

生殖股神经 L1~L2

髂腹股沟神经 L1

桡神经 C6~C8

正中神经 C5~C8

尺神经 C8~T1

股外侧皮神经

闭孔神经

股神经

小腿外侧皮神经

股神经（隐支）

腓浅神经

腓肠神经

腓深神经

C3

C4

T2

T3

C5

T4

T2

T1

T9

T12

L1

C6

S2

S3

C8

C7

L2

L3

L5

L4

S1

（a）

图 6.3a　躯体皮节和皮神经分布对照图（前面观）

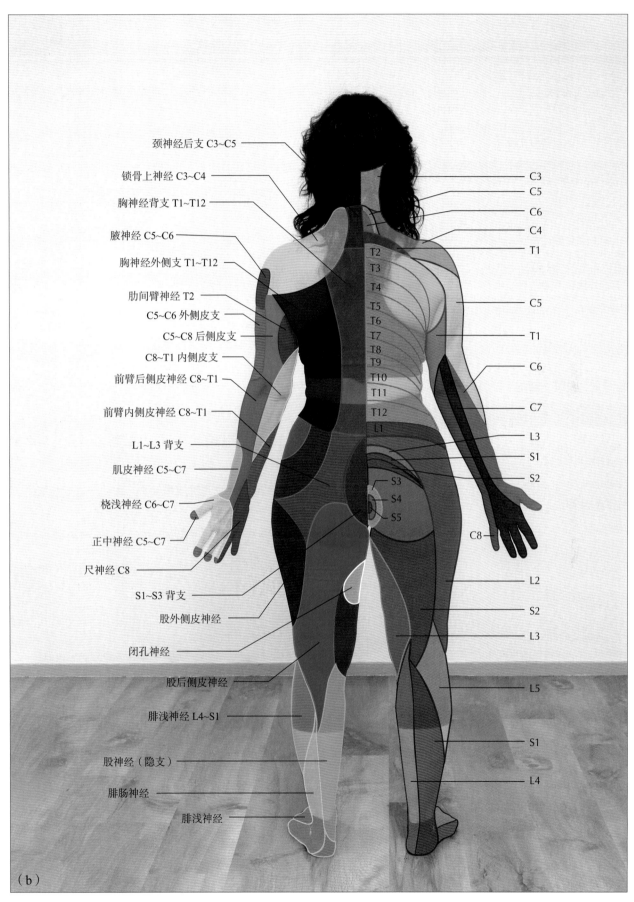

颈神经后支 C3~C5

锁骨上神经 C3~C4

胸神经背支 T1~T12

腋神经 C5~C6

胸神经外侧支 T1~T12

肋间臂神经 T2

C5~C6 外侧皮支

C5~C8 后侧皮支

C8~T1 内侧皮支

前臂后侧皮神经 C8~T1

前臂内侧皮神经 C8~T1

L1~L3 背支

肌皮神经 C5~C7

桡浅神经 C6~C7

正中神经 C5~C7

尺神经 C8

S1~S3 背支

股外侧皮神经

闭孔神经

股后侧皮神经

腓浅神经 L4~S1

股神经（隐支）

腓肠神经

腓浅神经

C3
C5
C6
C4
T1
T2
T3
T4
T5
T6
T7
T8
T9
T10
T11
T12
L1
S3
S4
S5

C5
T1
C6
C7
L3
S1
S2
C8
L2
S2
L3
L5
S1
L4

图 6.3b 躯体皮节与皮神经分布对照图（后面观）

表 6.1　皮节和皮神经

皮节	皮神经
皮节是指由单个脊神经根支配的躯体感觉区	皮神经支配是指由确切的皮神经纤维支配的局部皮肤感觉区域

表 6.2　上半身皮节分布

上半身皮节定位	脊髓节段
枕骨隆突和颈后	C2
颈前和锁骨上窝	C3
锁骨上窝和肩锁关节	C4
锁骨下和肘以上的上肢区域	C5
前臂外侧和拇指	C6
中指	C7
小指	C8
前臂内侧	T1

表 6.3　胸段（脊髓）皮节分布

胸段（脊髓）皮节定位	脊髓节段
前臂内侧	T1
上臂内侧和腋窝	T2
乳头线以上	T3
乳头线水平	T4
剑突以上	T5
剑突水平	T6
剑突以下	T7
剑突与脐连线中点	T8
脐上	T9
脐水平	T10
脐下	T11
耻骨上区域，至髂嵴水平	T12

表 6.4　下半身皮节分布

下半身皮节定位	脊髓节段
腹股沟韧带下方、腹股沟	L1
大腿上部	L2
大腿前面至膝水平	L3
小腿内侧区域和内踝	L4
小腿外侧区域、足背及 1~4 趾	L5
足外侧和小趾、外踝、足跟和足底的大部分	S1
大腿后面和腘窝	S2
肛周的同心环、坐骨结节区域	S3
会阴部皮肤	S4
肛周皮肤及会阴部	S5

注：前文提到皮节定位缺乏一致性，这是一个有趣的现象。一方面，一些皮节图显示 L5 皮节覆盖了踇趾，而另一些图则显示 L4 皮节覆盖了这个区域。因此，请记住，差异确实存在，所以很难说哪一个是正确的。

■ 感觉检查

为了准确评估神经系统的感觉成分，尤其是皮节，我们可以使用一些简单的工具（图 6.4），如棉球、神经单丝检查针，甚至是发夹或音叉，或者我们可以简单地（患者同意的情况下）用手指轻轻触摸或施加压力。当我接诊患者时，我个人并不会用本节讨论的所有感觉检查，但我确实会在评估神经系统时用到其中的一些。

这些测试的基本作用是确定患者是否确实存在神经系统问题，因为一些患者可能没有想到医生会使用工具接触他们的皮肤。

感觉神经系统的主要作用是处理特定的感觉，从外界（通过皮肤）向中枢神经系统提供持续的感觉反馈。只要不存在潜在的神经系统疾病，那么我们每个人都应该能够区分以下 5 种不同类型的感觉：

- 轻触觉
- 尖 / 钝（压力觉）

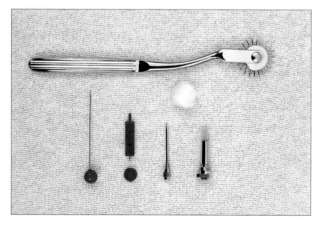

图 6.4　可用来确定感觉神经系统（皮节）功能的工具

- 温度觉（热和冷）
- 振动觉
- 关 节 位 置 觉（joint position sense, JPS——本体感觉）

我们使用 5 种测试而不是 1 种测试的原因是，感觉信息返回到中枢神经系统有好几种不同的通路。例如，振动觉和关节位置觉的信息是直接由脊髓后柱内的大型有髓神经纤维传导，痛觉和温度觉则是由脊髓内较小的无髓神经纤维通过脊髓丘脑束返回到中枢神经系统，轻触觉是这两种传导途径的结合。

提到不同感觉传导途径的意义在于，如果你失去了一种或两种感觉，其他类型的感觉可能会保持不变。例如，在多发性硬化症中，即中枢神经系统脱髓鞘，最常见的是振动觉的缺失。这在足部最明显，是由脊髓后柱脱髓鞘引起的。然而，来自疼痛或温度的感觉信息的传导（无髓神经纤维）不会受到影响。

轻触觉

可利用一根手指、一个棉球或纸巾测试轻触觉。重要的是触摸而不是抚摸（否则就会是一种移动的感觉）。

- 首先通过轻轻触摸患者演示检查动作，以便他们理解测试过程，当他们感觉到接触时就说"是"。
- 接下来，请患者闭上眼睛，当他们感受到触摸时，说"是"。
- 所有测试均应针对特定的皮节进行，并进行双侧对比。
- 保持每次触碰的时间不规律，以免患者预测。例如，在右臂上测试 C5，然后在左臂上测试 C7，然后在右臂上测试 C6，等等。
- 注意任何感觉减弱或增强的区域。

图 6.5（a）和（b）显示棉球轻触特定的皮节（上肢 C6 和下肢 L5）；要求患者说出什么时候感觉到接触。

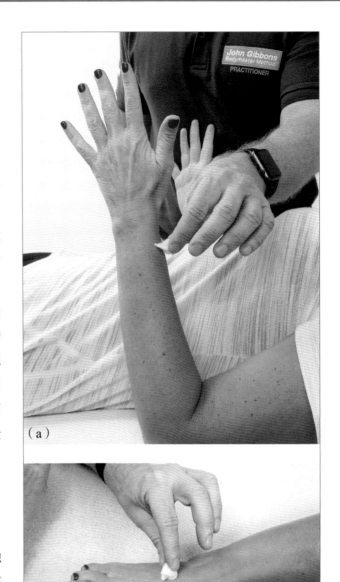

（a）

（b）

图 6.5 将轻触觉应用于：（a）C6 皮节；（b）L5 皮节

尖 / 钝（针刺觉）

针刺觉检查需要使用专用的神经学测试针，其中一端是尖的，另一端是钝的。

- 在开始之前，检查胸骨区域的尖锐感并以此为基线。
- 让患者闭上眼睛，按照与检查轻触觉相同的过程，并比较双侧上肢。
- 在皮节的每个区域交替使用测试针的尖头和钝

头，同样应比较双侧肢体。让患者判断是尖锐还是较钝的感觉，并记录任何减弱或增强的区域。

图 6.6（a）和（b）显示了上肢皮节 C8 和下肢皮节 L4 处进行的测试。要求患者说出感受到的是哪种感觉（尖锐或较钝）。

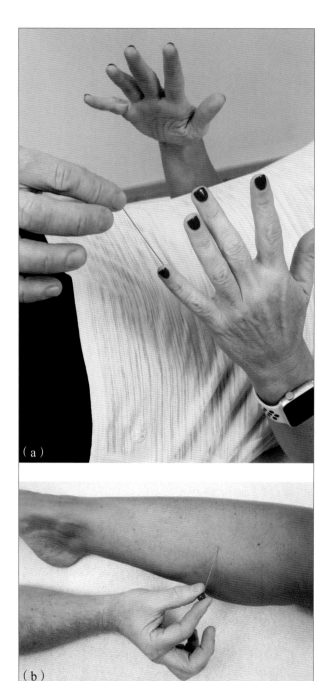

图 6.6　针刺觉检查：（a）C8 皮节；（b）L4 皮节

温度觉

温度觉检查经常被忽视，但它可能很重要（图 6.7）。

- 理想情况下，你可以准备一小碗冷水和一小碗温水。
- 将勺子浸入冷水中，取出后再接触患者皮肤，然后换用温水重复此步骤。
- 询问患者是否感受到勺子先冷后热。
- 另一种简单而实用的方法是用叩诊锤的末端触碰患者，问患者是否有凉感。
- 比较特定皮节的温度觉特性。

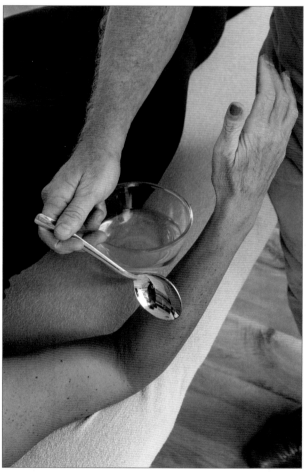

图 6.7　冷勺接触（浸泡过冷水的勺子）

振动觉

　　患有周围神经疾病（糖尿病）及脊髓疾病的患者振动觉会减弱，因此医生应熟悉这一测试过程。此测试方法使用了音叉（图6.8），需要轻敲音叉以确保其振动。

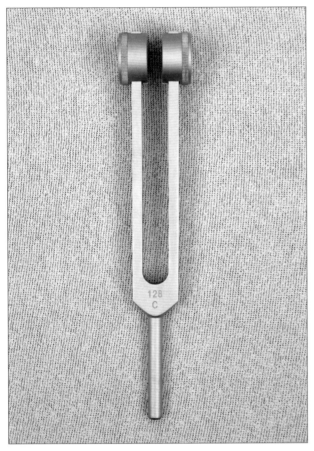

图6.8　音叉

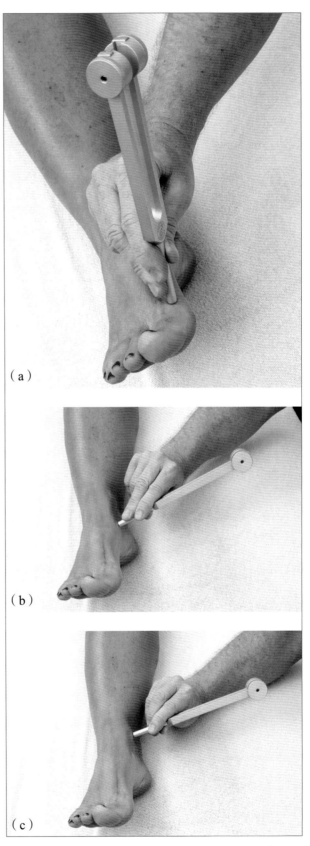

（a）

（b）

（c）

图6.9　将音叉置于：（a）跗趾跖趾关节；（b）足舟骨粗隆；（c）内踝

- 把音叉无振动的一端直接放在胸骨上，这样患者就能感受到音叉开始及停止振动时的感觉。
- 接下来，轻敲音叉并放在跗趾或跗趾的趾骨间关节（interphalangeal, IP）上，然后询问患者是否能感觉到振动。
- 如果没有感觉到振动，将音叉放在跗趾跖趾（metatarsophalangeal, MTP）关节上，重复一次检查（图6.9）。同样，如果没有感觉到振动，继续向下一个关节或骨（足舟骨粗隆）移动，然后移动到内踝，再向近端移动到胫骨结节，等等。重复检查，直到患者能感受到振动。

关节位置觉

有一种简单的检查关节位置觉（本体感觉）的方法。让患者闭上眼睛，活动患者关节，让患者说出感受到的关节运动是"屈曲"还是"伸展"（图6.10）。

皮节测试——上肢

皮节测试——下肢

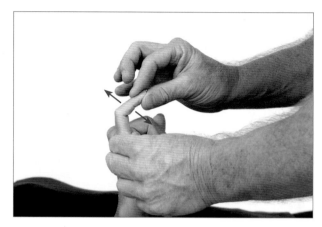

图6.10　关节位置觉：屈曲和伸展患者的手指（患者闭眼），然后让患者说出运动的方向

第七章

运动测试——肌节

■ 运动系统检查（肌节）

肌节是指由同一神经根支配的一组肌群。

本章列出的信息可能是本书中最有价值的内容；然而，大多数治疗师可能只是浏览它，并没有真正理解测试肌节的重要性。我必须强调的是，肌肉力量检查是患者神经系统评估过程中不可缺少的一部分，因为它可以帮助治疗师确定特定损伤的位置。

我记得观察过一位加拿大整脊师对牛津赛艇队的评估和治疗，他的评估主要包括他对运动员施加阻力时，让他们收缩某些肌肉。他会根据评估结果决定治疗部位。例如，如果在肩外展和肘屈曲抗阻测试中肌力等级被评为 3 级（表 7.1），这表明 C5 肌节的力量比正常弱。当整脊师通过检查发现 C5 肌节肌力减退时，整脊师会通过手法操作整复 C4 和 C5 水平，因为 C5 神经根从这两个椎体之间穿出。在完成整复后，他将重新评估两个动作的肌力，希望可以达到 5 级（表 7.1），即正常肌力。

这位整脊师的工作给我留下了深刻的印象，甚至到现在我仍在自己的治疗方案中使用当时看到的方法。但问题是，只有少数熟练的治疗师可以实施这种手法技术，因为这是一种需要花很多年才能掌

表 7.1　肌力分级

0	未见肌肉收缩
1	可见肌肉收缩，但不引起关节活动
2	无重力时可引起主动关节运动
3	能克服重力完成运动，但无法对抗检查者施加的阻力
4	肌群能克服重力并可对抗检查者施加阻力完成运动
5	能够对抗检查者施加的最大阻力并完成运动

握的技能。然而，我的目的不是教你如何操作，而是帮助你理解肌节测试的作用，这样你就能知道哪些脊柱节段可能存在潜在问题。每位治疗师都有这种能力来学习我即将展示的这些独特技术。

■ 肌力测试

简单地说，我们要求患者进行一个特定的关节运动，然后在治疗师试图抵抗这个运动时，患者需要保持不动（等长）。这个过程是以自然方式对特定动作相关的肌肉进行有效的测试。例如，当患者做抗阻肩外展时，控制这个动作的肌肉正常情况下是三角肌和较小但更重要的冈上肌。正是 C5 神经根的特定节段支配了这些肌肉的收缩功能。

如果仅仅是运动力量较弱，这可能表明神经根

有问题，但如果发现患者力量较弱且疼痛，那么患者可能已经出现肩袖肌群撕裂（主要是冈上肌）。在这种情况下，我们还可以要求患者抗阻屈肘，因为肱二头肌和肱肌也通过肌皮神经受 C5 节段支配。如果肘关节屈曲和肩外展力量都较弱，我们就知道问题出在 C5 神经根。

需要说明的是，被测试的肌群是用来识别与相应肌节所对应的神经根。治疗师会尽力抵抗肌群的收缩，在肌肉测试过程中发现任何肌力减弱都可能表明相应的神经根有问题。如表 7.1 所示，肌力被分为 0~5 级。

肌节分布图

表 7.2 和表 7.3 显示了上肢和下肢肌节的脊髓神经根具体节段。

表 7.2　上肢肌节分布

上肢肌节定位	脊髓节段
颈部屈曲 / 伸展	C1/C2
颈部侧屈	C3
耸肩	C4
肩外展和肘屈曲	C5
肘屈曲和腕伸展	C6
肘伸展、腕屈曲和手指伸展	C7
手指屈曲	C8
手指外展和内收	T1

表 7.3　下肢肌节分布

下肢肌节定位	脊髓节段
髋屈曲	L2
膝伸展	L3
踝背伸	L4
跨趾伸展	L5
踝跖屈 / 外翻和髋伸展	S1
膝屈曲	S2

■ 第 1 部分：上肢肌节测试

1. 颈部屈曲 / 伸展——C1/C2 肌节

- 患者坐位，治疗师将手放在患者的前额。
- 让患者抗阻屈曲颈椎（图 7.1a）。
- 然后，将手放在患者的枕骨上。
- 让患者抗阻伸展颈椎（图 7.1b）。

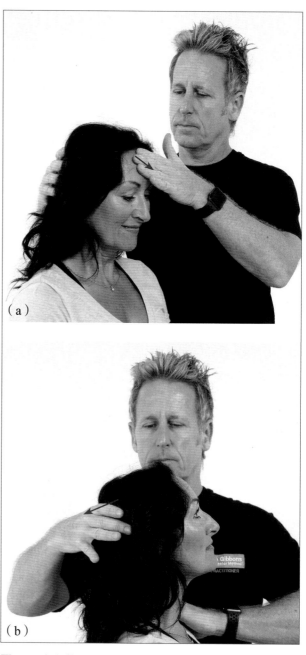

图 7.1 （a）抗阻屈颈；（b）抗阻伸颈

2. 颈部侧屈——C3 肌节

- 患者坐位，治疗师将手放在患者的前额外侧。
- 让患者抗阻侧屈颈椎（图 7.2）。

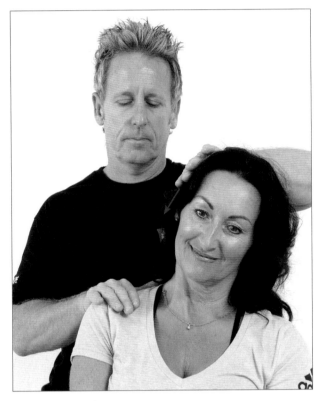

图 7.2 抗阻颈侧屈

3. 耸肩——C4 肌节

- 患者坐位，治疗师将手放在患者的肩关节上方。
- 让患者抗阻耸肩（图 7.3）。

4. 肩外展和屈肘——C5 肌节

- 患者坐位，治疗师将双手放在患者的肘关节上方。
- 让患者将双肩（或每次一侧）外展至 90° 抗阻（图 7.4a）。
- 然后，治疗师将双手放在患者前臂的远端。
- 让患者屈肘 90° 抗阻（图 7.4b）。

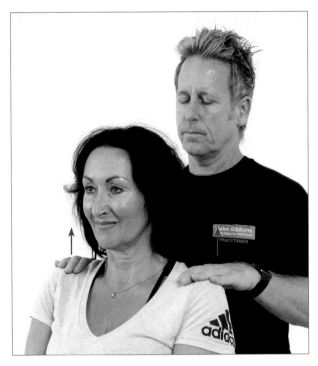

图 7.3 抗阻耸肩

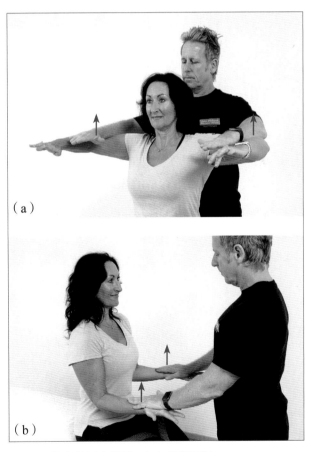

（a）

（b）

图 7.4 （a）抗阻肩外展；（b）抗阻屈肘

5. 屈肘和伸腕——C6 肌节

屈肘测试在前文已经提及（见图 7.4b），让患者屈肘 90°，还将同时测试 C5 和 C6 肌节。测试腕关节伸展（主要是 C6 肌节）。

- 治疗师将手放在患者的手背上。
- 让患者抗阻背伸腕关节（图 7.5）。

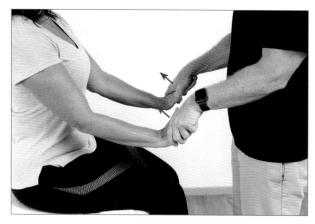

图 7.5　抗阻伸腕

6. 伸肘、屈腕和伸展手指——C7 肌节

　　伸肘
- 患者坐位，治疗师将手放在患者前臂远端内侧。
- 让患者屈肘 90°，然后抗阻伸肘（图 7.6a）。

　　屈腕
- 治疗师将手放在患者手掌侧。
- 让患者抗阻屈腕（图 7.6b）。

　　手指伸展
- 治疗师将手放在患者的手指上。
- 让患者抗阻伸指（图 7.6c）。

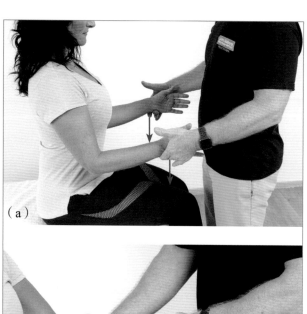

（a）

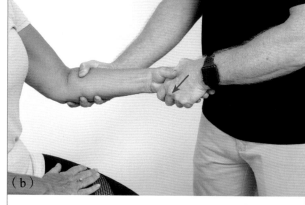

（b）

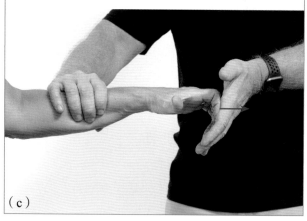

（c）

图 7.6　（a）抗阻伸肘；（b）抗阻屈腕；（c）抗阻伸指

7. 手指屈曲——C8 肌节

- 患者坐位，治疗师将手放在患者的手指下。
- 让患者抗阻屈指（图 7.7）。

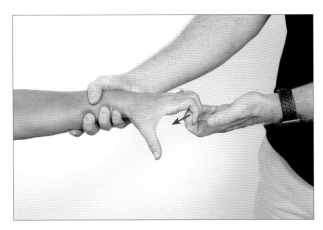

图 7.7　抗阻屈指

8.　手指外展和内收——T1 肌节

- 患者坐位，治疗师将手指与患者的手指交叉。
- 让患者抗阻外展和内收手指（图 7.8）。

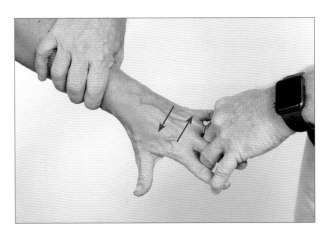

图 7.8　抗阻外展和内收手指

肌节测试——上肢

■　第 2 部分：下肢肌节测试

在本节所述的大多数操作中，患者主要为仰卧位，尽管也可以采用坐位进行检查，但我个人认为仰卧位更容易评估，并且在一些肌节测试中，我会要求患者翻身并采取俯卧位。

1.　屈髋——L2 肌节

- 指示患者取仰卧位。
- 治疗师将患者的髋和膝屈曲至 90°，并支撑其膝关节以上区域。
- 让患者抗阻屈髋（图 7.9）。

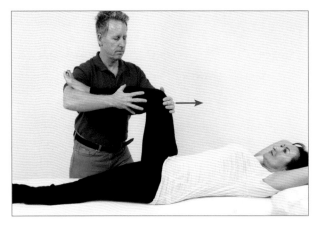

图 7.9　抗阻屈髋

2.　伸膝——L3 肌节

- 治疗师将腿屈曲放在患者膝关节下方。
- 让患者抗阻伸膝（图 7.10）。

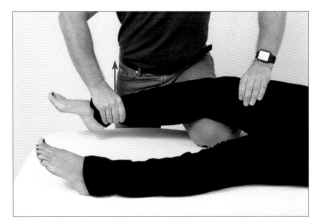

图 7.10　抗阻伸膝

3.　踝关节背伸——L4 肌节

- 指示患者取仰卧位，治疗师将手置于患者足上。

- 让患者抗阻背伸同时内翻踝关节（图 7.11）。这会激活胫骨前肌。

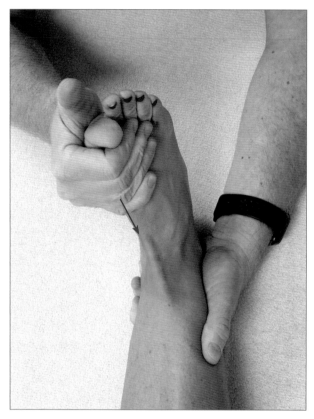

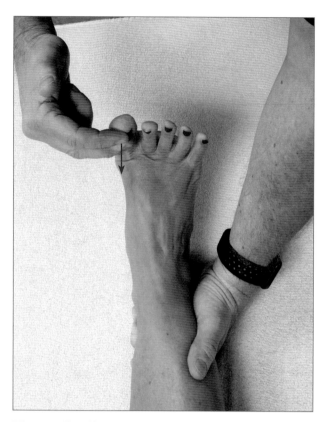

图 7.12　抗阻伸踇趾

图 7.11　抗阻踝关节背伸和内翻

4. 踇趾伸展——L5 肌节

- 指示患者取仰卧位，治疗师将手指置于患者踇趾上。
- 让患者抗阻伸展踇趾（图 7.12）。这激活了踇长伸肌（EHL）。

5. 踝关节跖屈——S1 肌节

- 指示患者取仰卧位，治疗师将手置于患者足下。
- 让患者抗阻跖屈踝关节（图 7.13）。这激活了小腿三头肌——腓肠肌和比目鱼肌。

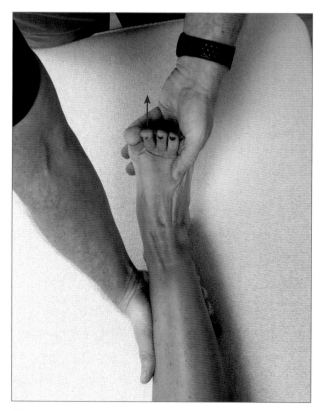

图 7.13　踝关节抗阻跖屈

6. 踝关节外翻——S1 肌节

- 指示患者取仰卧位，治疗师将手置于患者足外侧边缘上方。
- 让患者抗阻外翻踝关节（图 7.14）。这激活了腓骨肌。

肌节测试——下肢

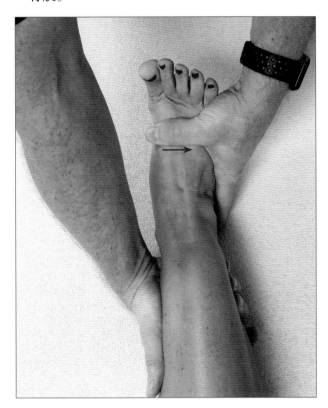

图 7.14　踝关节抗阻外翻

7. 伸髋——S1 肌节

- 指示患者取俯卧位。
- 治疗师屈曲患者膝关节至 90°，并且将手放在患者小腿远端后面，刚好在患者膝关节正上方。
- 让患者朝天花板方向抗阻伸展髋关节（图 7.15）。

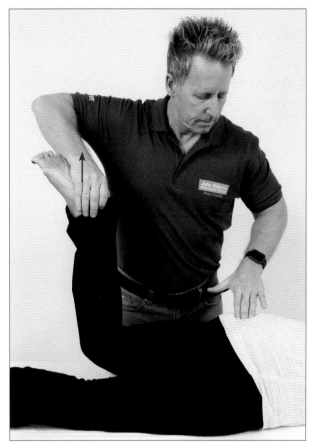

图 7.15　抗阻伸髋

8. 屈膝——S2 肌节

- 指示患者取俯卧位。
- 治疗师略微屈曲患者的膝关节，将手放在患者小腿远端后面，刚好在踝关节上方。
- 让患者抗阻屈曲膝关节（图 7.16）。

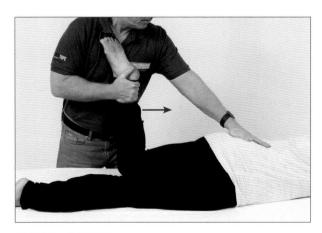

图 7.16　抗阻屈膝

■ L4~S1 肌节的简单测试程序

实际上，椎间盘病变常会影响两个主要节段，即 L4/L5 和 L5/S1；受累的 3 个神经根为 L4、L5 和 S1。因此，一种潜在的更容易确定肌节能力的方法是进行以下简单测试，以排除任何明显的问题。

L4/L5——快速测试

为了排除 L4/L5 问题，让患者站起来，试着用足跟行走或简单地将足趾抬离地面（图 7.17）。此伸展动作需踝关节背伸。我可以保证，如果存在 L4 或 L5 神经根问题，患者将无法进行这些伸展运动。

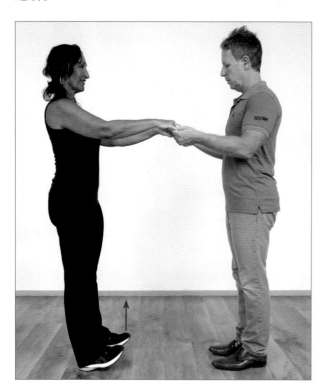

图 7.17　足跟行走测试以排除任何 L4 或 L5 问题

S1——快速测试

为了排除 S1 问题，让患者提踵用足尖行走（图 7.18a）。这是踝关节跖屈运动，但会承受更多阻力。现在让患者用健侧做单腿提踵，并尝试在患

侧重复此动作（图 7.18b）。

我可以保证，如果 S1 神经根有问题，患者将无法在患侧做这些提踵动作。测试前请确认患者跟腱没有损伤，因为这也会导致提踵无力。

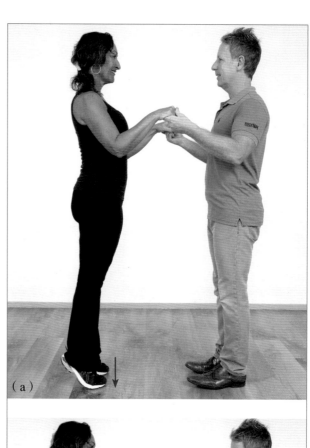

（a）

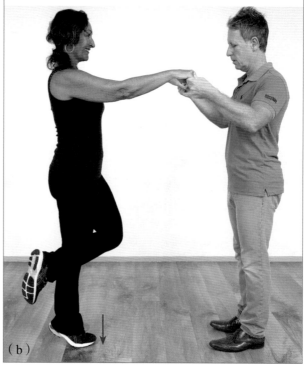

（b）

图 7.18　（a）足尖行走。（b）单腿提踵测试以排除 S1 问题

L4、L5和S1神经根的病理学测试

结论

记住，肌节测试只是医生进行神经病学检查中的一个组成部分。这就像在拼图游戏中添加一小块

拼图：随着你连续拼接图块，画面有望变得更清晰一些。值得注意的是，阅读此书的大部分治疗师（包括我自己）都不曾接受过与神经科医生相同的培训。但是，对我们而言同样重要的是，要能够解读我们在神经病学检查中确定存在的异常，并且更重要的是如果发现问题，需要知道如何处理它。

第八章

椎间盘解剖与病变

■ 引言

　　每当我对患者说，我认为椎间盘可能是他们问题的根源时（尤其是他们出现类似"坐骨神经痛"样的牵涉痛时），他们就会很自然地认为椎间盘发生了滑动或移位。（顺便说一下，因为椎间盘的任何结构都不存在滑动功能，即便通常将其称为"椎间盘突出"，所以椎间盘从椎间隙中"滑出"的说法并不准确）。但现在的问题是，很多患者认为整脊治疗师可以将他们的椎间盘推回到正常的位置。希望你在看完本章内容后，可以重新审视上述问题，因为椎间盘的结构非常复杂。但要记住一点，椎间盘不会滑动。

　　我们每个人一生中或多或少会出现椎间盘的病理改变，而有一部分人相对会出现更早一些。尽管有多种原因可以引起坐骨神经痛（不仅仅与椎间盘相关），但对于有牵涉性疼痛（如坐骨神经痛）的患者，最先考虑的潜在致病原因仍是椎间盘病变。因此，深入探讨椎间盘的解剖、功能，以及由于这些独特和神奇的结构所展现出的体征，是非常有意义的。

　　我知道，有很多治疗师认为椎间盘的问题与不运动、肥胖和核心肌群弱有关。对于部分患者来说确实如此，但我在牛津大学遇到的大多数患者都是18~30岁非常健壮的运动员。我相信他们的问题并不全是"运动"造成的，而是来自持续的训练。例如，我曾在牛津大学划船队当整脊治疗师很

多年，通常情况下，每位划船队的成员每天早上都会在划船机上训练60~90分钟，每天下午和周末也会在泰晤士河上做划船训练。那时有一位背痛的桨手，他弯腰从地上捡起如桨等物品（甚至是一支钢笔）时，会感觉背痛。我起初认为疼痛不是由划船运动的具体动作细节引起的，而是椎间盘引起的。然而，他们的问题是，无论他们是用划船机还是在河上划船，任何划船运动（旋转伴前屈或后伸）都会加剧疼痛。毫无疑问，持续弯腰和旋转的划船运动是患病的根源，影响了椎间盘的整体功能，最终导致即使弯腰捡东西的简单动作（或甚至咳嗽或打喷嚏）都会引起椎间盘损伤，然后突出。

　　在来诊所就诊的腰痛患者中，我最不愿意看到他们有椎间盘问题。但是他们的腰痛如果伴有臀部和腿部的疼痛，并且他们提到在咳嗽、打喷嚏甚至坐着或做弯腰之类的简单动作会使疼痛加重，我多会考虑腰椎间盘问题。

　　在本章将论述椎间盘的解剖结构及相关症状，同时分析椎间盘膨出／突出和椎间盘脱出的区别。

　　人体的结构和功能大体相同，但存在个体差异，症状会因人而异。你可以对照着以下列表中的体征和症状，来判断患者是否存在腰椎间盘疾病。

- 弯腰伴旋转或咳嗽、打喷嚏时疼痛的病史。
- 最初受伤后一两天，出现臀部和（或）腿部及肩部、手臂和手部的疼痛（如果有颈椎间盘问题）。
- 不能长时间保持坐位，驾驶时非常不适。

- 不能长时间保持站立位，或夜间疼痛而难以入睡。
- 当弯腰触碰足趾或早上穿袜子时，会感觉腰部僵硬，同时臀部／腿部的疼痛加剧。
- 向后伸腰，疼痛加剧（因为这个动作会挤压椎间盘突出的后方）。
- 咳嗽、打喷嚏或排便（下蹲动作）时症状加重。
- 在早上醒来时，腰部通常会感觉僵硬并且可能会有疼痛。
- 坐着时会感到不适，会在椅子上扭动，常常难以找到舒适的体位。
- 腰部症状缓解（典型变化）后，臀部／腿部疼痛可持续存在（有些人并无腰痛病史）。
- 疼痛的腿无法做踝关节跖屈或背伸动作（取决于具体损伤的神经）。（椎间盘压迫神经根，可导致相关的肌肉无力。）
- 坍塌试验（slump test）或直腿抬高试验（straight leg raise test, SLR）阳性。
- L4、L5 或 S1 的深（腱）反射（deep tendon reflex, DTR）减弱。

■ 椎间盘解剖

椎间盘是连接相邻两个椎体的结构（图 8.1）。椎间盘主要由纤维软骨组成，成人有 23 个椎间盘。椎间盘有两层结构——软的内层和硬的外层。

椎间盘的内层为髓核，由胶状黏液构成，与椎体相连，称为椎体终板。髓核主要成分是水，因此每当脊柱移动时，髓核就能充当改良过的减震器，用来减震。然而，髓核的含水量随着年龄的增长而减少，这就导致了我们的身高随着年龄的增长而逐渐下降。

椎间盘的外层为纤维环，由坚韧的纤维软骨组成，在壳结构和内部的髓核之间有同心圆状排列的纤维环构成的软骨层，称为板层，增加了椎间盘的减震能力。同心环状的软骨层有助于增加纤维环的强度，并有利于维持髓核内的胶状黏液的形状。

正常的椎间盘延展性很好。但随着年龄的增

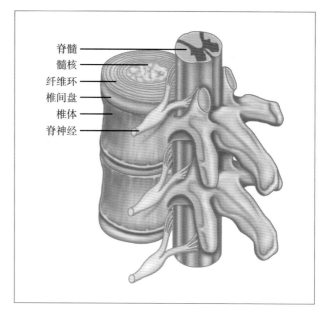

图 8.1　椎间盘的解剖

长，自然的退化过程和其他因素（如重力和创伤）可导致椎间盘受压变硬，从而使椎间盘更容易受到损伤。椎间盘中心开始失去水分，这一过程自然会使椎间盘弹性下降，缓冲或减震作用减弱。此外，这种持续积累的压缩力量减少了进入椎间盘所需的营养和氧气量。营养是椎间盘保持健康所必需的，如果没有足够的营养供应，椎间盘会持续退变。

椎间盘的结构很特别，像所有活体组织一样，是由聚集蛋白质（蛋白聚糖）组成的细胞构成。位于这些细胞内的是微小的类似海绵的物质，它们能够携带大约是自身重量 500 倍的水。随着时间的推移，这些独特的细胞最终会死亡，因此细胞核内的水分会慢慢减少，最终会导致椎间盘退行性病变（degenerative disc disease, DDD）。

椎间盘通过椎体终板连接椎体而保持活动状态。椎间盘的结构类似于轮胎的各个部分：内核是轮胎内的空气，外环是轮胎的坚固壁，轮胎的胎面是椎体终板。椎间盘是无血管的（缺乏血液供应）结构，但能通过椎体和椎体终板共同的水合作用下完成椎间盘的水化（图 8.2）。主要由椎间盘外周的脊神经脊膜支（窦椎神经）支配。

神经根通过椎间孔穿出椎管，即椎体和椎间盘之间的小通道。当受损的椎间盘压迫到椎管或从椎间孔穿出的神经根时，就会出现疼痛或其他症状，这通常被称为椎间盘突出或椎间盘脱出（prolapsed intervertebral disc, PID）。

■ 导致椎间盘突出的因素

椎间盘突出

简单来说，椎间盘突出实质上由于外壳（纤维环）薄弱，内部的软物质（髓核）向外突出，压迫到脊神经根，即为椎间盘退行性病变的第一阶段。椎间盘突出是一个自然膨出或突出的过程，因为纤维环变薄弱甚至撕裂，使得髓核突出压迫到脊神经。

有些教科书将椎间盘突出称为椎间盘膨出、椎间盘凸出、椎间盘脱出，甚至是椎间盘游离。这些说法来源于髓核的胶状黏液被迫脱离椎间盘中心的特性。需要强调的是，椎间盘本身不会发生滑动，而是位于椎间盘中心的髓核承受的压力过大，从而导致纤维环突出，甚至破裂（图 8.3）。严重的椎间盘突出可导致一根或多根脊神经和（或）后纵韧带受压，如果发生在腰椎间盘，可导致下背部、臀部和下肢的局部疼痛和（或）放射痛、麻木或肌肉无力。如果是颈椎间盘问题，患者可能会感觉到颈部、肩部、臂部和手部疼痛。

椎间盘与牙膏类比

我们可以把椎间盘看作是一个盖紧盖子的"牙膏管"。如果你轻轻挤压管的一端，牙膏（液体）就会移到另一端，反之亦然。此时内容物仍然保持在管内，没有渗出，但由于你挤压了一端，管子的另一端会鼓起来。如果现在你拧开盖子并挤压牙膏管，内容物就会出来。

我们结合这种现象，并与本书的主题和相关的神经联系起来（图 8.3）。

我们可以想象牙膏是髓核，而牙膏管外壳是纤维环。假设盖子还覆盖在上面，但是即将脱落（如果旋紧盖子需要 5 圈，拧开也要旋转 5 圈，而此时大概在 2 圈处）。如果挤压牙膏管的一端，你就会注意到牙膏管的末端鼓起（就像膨出的椎间盘一样）。然而，如果你非常用力地挤压牙膏管，可能会看到牙膏（液体）从盖子下渗出。这就类似椎间盘突出。如果盖子完全脱落，就像椎间盘突出或脱出；如果一部分牙膏游离，与其余牙膏分开，这就是椎间盘游离。希望这样比喻能便于理解！

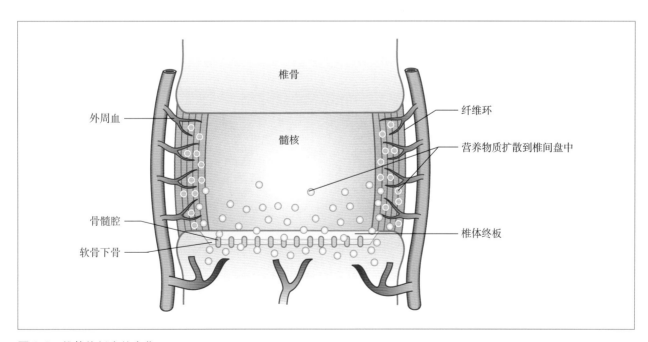

图 8.2　椎体终板中的水化

一般来说，当患者弯腰从地上拾物时，大部分压力都会施加在椎间盘的前部，从而将髓核向后推向纤维环的后侧，后侧比前侧更薄，因此更容易受伤。颈椎间盘突出多发生于颈段 C4 ~ C5、C5 ~ C6 或 C6 ~ C7（见图 9.1）。如图 8.4 所示，因椎间盘突出引起的神经压迫可导致 C5、C6 或 C7 神经根支配区域感觉到疼痛（神经根性）。

腰椎间盘突出最常见的区域是 L4 ~ L5 或 L5 ~ S1，占 85% ~ 95%。如图 8.5 所示，因椎间盘突出引起的神经压迫可导致 L4、L5 或 S1 神经根支配区域感觉到疼痛。

注意：椎间盘突出后压迫的不是该节段对应的神经，而是下一节段的神经。这是因为神经会从同序数椎间盘上缘穿出椎间孔，椎间盘突出常压迫即将离开椎间孔的下一节段的神经根。因此，L4/L5 椎间盘会压迫 L5 神经根，而不是 L4 神经根。L5/S1 椎间盘突出同样如此，通常会压迫 S1 神经根，但如果突出严重，也会压迫 L5、S1 两个神经根。

然而，在颈椎压迫的是通过椎间孔穿出的同位神经，而非下一节段的神经；因此，C4/C5 椎间盘突出只压迫 C5 神经根。

中央型椎间盘突出与马尾综合征

颈椎间盘脱出部分较大时会挤压后方的脊髓，从而引起上运动神经元症状。第九章案例分析 9.1

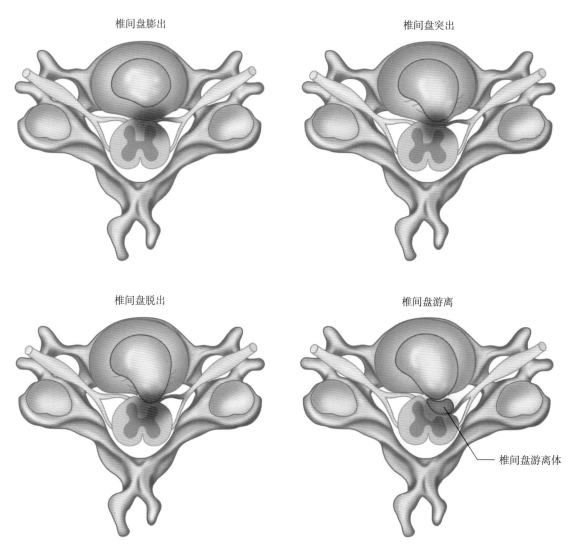

图 8.3　各种椎间盘病变与神经根接触情况

椎间盘膨出　　　椎间盘突出

椎间盘脱出　　　椎间盘游离

椎间盘游离体

中会举例说明这种情况。

　　然而，我想说的是，中央型腰椎间盘突出会压迫到脊髓末端的马尾——类似于马尾巴样的一束神经（见图 8.6）。会导致一种严重的神经系统疾病，称为马尾综合征（cauda equina syndrome，CES）。如果不能及时诊断和治疗，会有严重的后果。通常会出现大小便失禁，伴鞍区麻木、双下肢疼痛及相关的肌肉无力。为避免这种严重的病情发生，需要在最早出现症状的 48 小时内紧急手术。

椎间盘退行性病变

　　椎间盘退行性病变与衰老过程有关，它是一种椎间盘疼痛导致慢性腰痛的综合征，疼痛可向髋部放射（图 8.7）。这情况通常是由于下背部及其相关结构（如椎间盘）受损所致。持续性的损伤可引起炎症反应，以及之后椎间盘的外部结构（纤维环）变薄，继而对内部物质（髓核）产生明显影响。因此，椎间盘无法控制上、下椎体的运动，导致过度运动。过度运动，再加上炎症反应，会产生激惹局部区域的化学物质，从而导致慢性下背痛。

　　椎间盘退行性病变会引起纤维环（由纤维软骨组成）中的软骨细胞（形成软骨基质并主要由胶原组成的细胞）数量增加。一段时间后，内部凝胶状的髓核可以转变为纤维软骨。在内部髓核突出的区域的外部纤维环遭到破坏，导致椎间盘缩小，并最终形成骨刺（骨赘）。

　　与背部的肌肉不同，腰椎间盘缺乏血液供应，因而无法自愈。因此，椎间盘退行性病变的疼痛症状往往转化为慢性，最终导致继发的问题出现，如椎间盘突出、关节突关节疼痛、神经根压迫、椎体滑脱（峡部裂）和椎管狭窄。

■ 疼痛类型

放射痛 / 神经根性疼痛

　　发生在手臂或腿部的放射痛又称为神经根性疼痛。坐骨神经痛是最常见的神经根性疼痛，其性质为锐痛、束带状和电流样，并受神经皮节的支配。神经根性疼痛的机制是由神经根炎症或背根神经节受压（dorsal root ganglion，DRG）引起的。

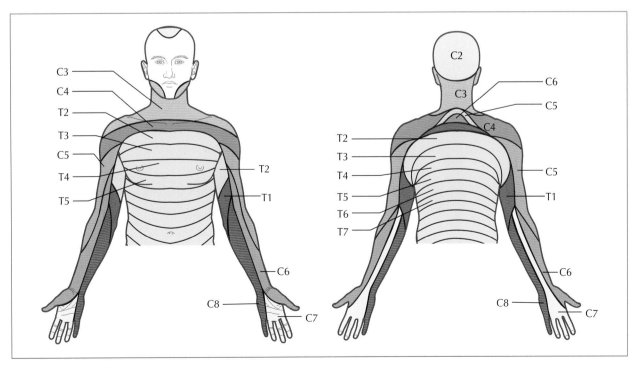

图 8.4　上肢皮节传导通路

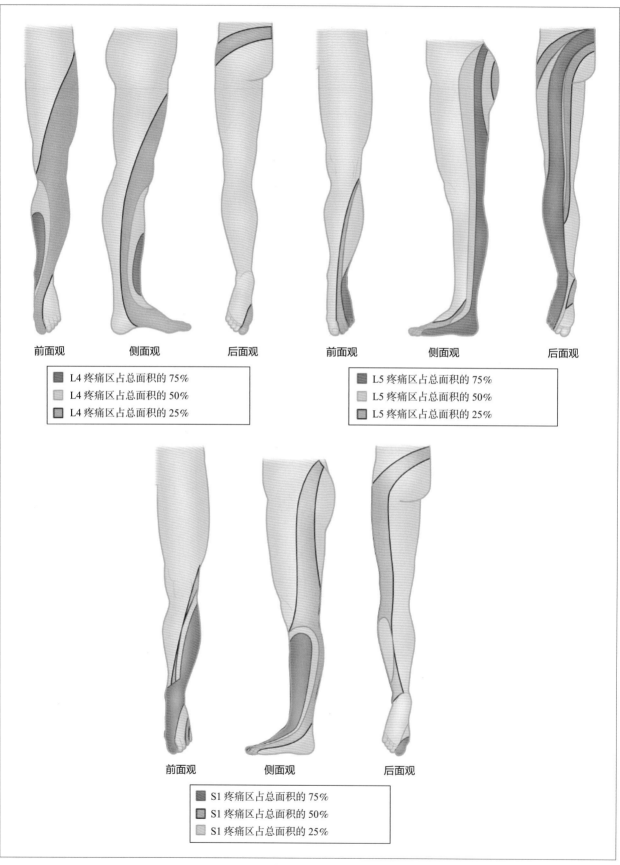

前面观　　侧面观　　后面观

■ L4 疼痛区占总面积的 75%
■ L4 疼痛区占总面积的 50%
■ L4 疼痛区占总面积的 25%

前面观　　侧面观　　后面观

■ L5 疼痛区占总面积的 75%
■ L5 疼痛区占总面积的 50%
■ L5 疼痛区占总面积的 25%

前面观　　侧面观　　后面观

■ S1 疼痛区占总面积的 75%
■ S1 疼痛区占总面积的 50%
■ S1 疼痛区占总面积的 25%

图 8.5　L4、L5 和 S1 神经根的皮节疼痛传导通路

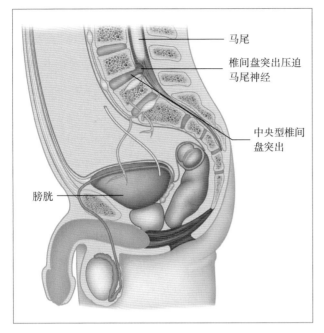

图 8.6　中央型椎间盘突出和马尾综合征

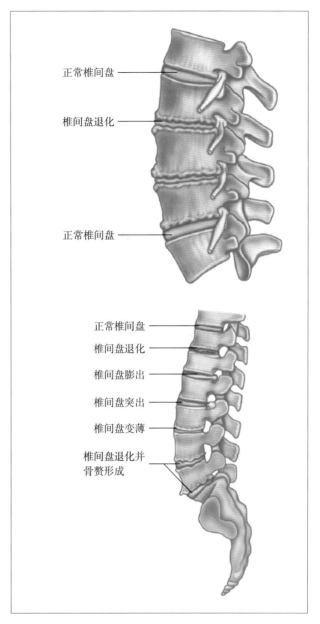

图 8.7　椎间盘退行性病变

神经根病疼痛

　　神经根病常与神经根性疼痛并存。神经根病可分为神经性感觉丧失或感觉改变；通常表现出麻木，刺痛和（或）运动丧失，患者表现为相关肌力丧失 / 无力和反射减弱。通常，神经根病是由神经根受压引起的。两种类型的神经根症状最主要是由椎间盘突出引起的（目前最常见的原因）。脊柱关节突关节肥大，骨赘（骨刺）和椎管狭窄（脊柱或椎管狭窄）也可引起疼痛。

牵涉痛

　　牵涉痛是指在远离原发部位的身体区域感受到的疼痛。例如，心脏病发作（心肌梗死），患者不仅在胸前区（起源处），也在下颌、背部、手臂等较远的部位感到疼痛，因此称为牵涉痛。在第十一章的鉴别诊断中，我将提到许多牵涉痛的综合征，如胆囊病变如何"牵涉"引起肩部的疼痛，以及疼痛转移的过程是如何发生的。

轴性疼痛

　　实际上，轴性疼痛是"机械性的"，并且往往在局部有真正的疼痛源。疼痛可为钝痛和酸痛，但也可存在与之相关的牵涉痛。例如，腰椎小关节可以引起局部背痛，特别是在锻炼时的特定动作中；然而，小关节也可以引起臀部和腿部产生牵涉痛，这使得定位疼痛的来源并不容易。

另一个轴性疼痛的例子如下。如果患者有颈部或腰部的轴性疼痛，这种情况下的疼痛往往是由颈部或下背部的结构性病变引起的，而且患者也能在这些区域感觉到疼痛。

■ 患者疼痛部位

以颈椎为例来说明患者出现症状的潜在部位。确定病因是非常重要的，因为如果患者主诉疼痛部位局限在颈部，那么就很有可能是颈部轴性疼痛。此外，由于疼痛可能不仅仅局限于颈部，如果患者难以描述疼痛的具体位置，范围更广泛，而且是钝痛和酸痛，那么很可能是牵涉痛。然而，如果患者描述的疼痛是锐痛、刺痛并呈束带状，则可能是神经根性疼痛。

注意：如果考虑放射症状是由 C5 神经根受损引起的，那么通常在患者的肩部外侧和肘前外侧区域出现感觉改变。而一般情况下，C6 神经根受损的症状和拇指、前臂相关；C7 神经根受损的症状与中指相关；C8 神经根受损影响小指；T1 神经根受损的症状常出现在肘窝内侧。

■ 案例分析

本人天生柔韧性很差，尤其是下背部和髋部。从我有记忆以来，我一直都是这样的。例如，当我 16 岁参加英国军队测试时，我永远摸不到我的脚趾，因此没有通过灵活性测试。这还挺有趣的，尤其是我以前还为牛津赛艇队的队员讲授过柔韧性课程。

案例分析 8.1 是关于我自己的，从 2008 年开始，疼病症状持续了 3 个多月。从职业角度看，作为一名整脊治疗师出现腰椎和腿部的疼痛，并不是一个好现象。

案例分析 8.1

许多年前的某一天，我修整花园里的鱼塘，经过 5 个小时的大量泥石搬运，我感觉腰部非常僵硬。第二天早晨醒来时，我觉得自己像个老人，腰部又痛又僵硬，使我无法在床上自如地移动。最后，我只能以非常缓慢的速度走到药柜前，购买并服用了一些抗炎药和镇痛药（布洛芬和对乙酰氨基酚）。服药后，疼痛慢慢减轻了一些，我才能开始日常活动。几天后，我感觉左侧的胫骨外侧有些麻木，同时左侧股四头肌和阔筋膜张肌（tensor fasciae latae, TFL）疼痛剧烈。又过了几天，情况似乎逐渐恶化，我甚至无法找到一个舒适的姿势平躺着休息，且因为左下肢前侧的疼痛，我步行去商店都感觉到很吃力。

作为一名整脊治疗师，我自然而然地进行了自我诊断：我认为我的 L4/L5 椎间盘突出压迫到了 L4 神经，而且突出范围比较大，累及 L5 神经。这样判断主要是因为 L5 的神经皮节区（胫骨外侧）也有症状出现。而奇怪的是，在神经皮节分布图上，我大腿前方的疼痛是位于 L2 和 L3 神经之间，但根本没有胫骨内侧疼痛（L4）。所以，我很困惑，而且我的左侧阔筋膜张肌和腹股沟处也存在疼痛。为此，我的总体结论是，我的腰肌需要进行治疗，因为腰丛穿过腰肌，导致这块肌肉产生了保护性痉挛，并由此牵涉到其他部位。

我的 L4 腱反射下降到 1+ 级以下（并且在多年后仍然如此）。测试时，左侧股四头肌（伸膝动作）的肌力较弱，胫骨前肌（踝关节背伸动作）的肌力同样如此。这证实了确实是神经系统的问题，并且我认为它是由椎间盘突出引起的。

奇怪的是，我后来才发现，对我来说最舒服的体位是坐着。我宁愿凌晨 3 点还坐在办公桌前，给别人写邮件来打发时间，也不愿意躺下睡觉，承受股四头肌剧烈疼痛的痛苦。这种疼痛导致我连续58个晚上无法正常入睡。每次在我想坐着给别人发送邮件之前，我都会躺在地板上，并将腿放在沙发上（腰肌放松体位），因为这是我唯一可以缓解疼痛的姿势，尽管每次只能维持几小时。

1周后，MRI检查结果证实了我确实存在L4/L5椎间盘突出，它正好压迫到L4神经根。我咨询了一位在神经外科工作的朋友，我让他立刻给我动手术，因为我认为这是我唯一的选择。然而，他建议我再等等，一般来说，疼痛会逐渐消退。此外，由于我的椎间盘有点错位，他需要对我的一些小关节进行处理，才能让椎间盘回到正确的位置。随着时间的推移，腰椎间盘突出让我变得不那么灵活，并可能导致我出现持续的背痛。他建议我连续9个月避免弯腰，然后顺其自然。

在服用了可待因、双氯芬酸、曲马朵等我能尝试的所有镇痛药物后，我认为药物治疗并不适合我。基本上，没有一种处方药能真正缓解我目前的症状。

那么我做了什么呢？我买了一个倒立床，因为我发现这是治疗椎间盘疼痛最有效的方法。我每天2次使用这个倒立床，我觉得它真的可以缓解我的症状。因为椎间盘突出小至可能只有1mm都会引起疼痛，但如果椎间盘突出正好避开了韧带和神经，那么疼痛就会减轻或者完全没有疼痛。这就是我的亲身经历：有时候可能会稍微好一点，而有时候又会特别疼。

3个月后，我的体重减轻了10kg，情况开始慢慢好转，虽然速度很慢，但一切朝着好的方向发展。

尽管方式有些不同，但至少我现在可以再次跑步而且已经恢复了训练。现在我尽量不提重物，训练时也避免搬抬重物，尤其是像举重等动作。我清楚地意识到，如果椎间盘突出哪怕只有1mm，我都可能会出现疼痛。尤其是它会让我回想起，躺在地上，将腿放在沙发上那58个不眠的夜晚，那是很痛苦的经历！

预后、治疗和结论

作为一名整脊治疗师，我治疗了许多腰痛患者，我还推荐部分患者做了MRI检查，因为这些患者可能存在椎间盘病变。我所碰到的10%~20%的患者都是经MRI检查证实存在椎间盘变病。我还会介绍他们去神经外科就诊。然后，神经外科医生会为患者做最好的选择；实际上，转诊给外科医生的多数患者最终都接受了脊柱手术。

很难说"什么"是最好的保守治疗方法，或者"什么"是最好的管理椎间盘突出的方法，因为每个人的反应都略有不同。神经外科的朋友对我的建议是"连续9个月不要弯腰，然后顺其自然"。对我和其他人来说，这是非常简单的建议。另外在倒立床的帮助下，疼痛症状可以缓解。

第九章

颈椎的解剖、功能和评估

颈椎解剖

人体颈椎（图 9.1）有 7 块椎骨（C1~C7）和 8 对颈神经（C1~C8），其中寰椎（C1）和枢椎（C2）组成了上颈椎复合体。其余 5 块颈椎（C3 ~ C7）组成了下颈椎，这些椎体的结构特点较其他脊柱节段更典型。

从功能上来说，脊柱的颈椎部分还应包括枕骨髁，它将头部的重量转移到最上方的颈椎（C1）。这块非常特殊的椎体，被称为寰椎（图 9.2），得名于古典神话中的泰坦神 Atlas，他用肩膀支撑整个世界。第 2 颈椎（C2），被称为枢椎（图 9.2），

这也是一个特殊的结构，因为它的功能主要是协助头部旋转。

脊椎解剖

如果观察图 9.3，你会看到典型的椎骨解剖标志。

- 椎体
- 棘突
- 横突
- 关节突关节
- 椎间孔
- 椎管
- 椎板
- 椎弓根
- 椎间盘
  - 髓核
  - 纤维环

关节突关节

位于颈椎内的小关节，在解剖学上称为关节突关节（图 9.4）。这些结构可以诱发肩部和上肢区域的疼痛。关节突关节位于椎体的后方和侧方，作用是协助脊柱进行诸如屈曲、伸展、侧屈和旋转等运动。根据它们的位置和方向，这些关节允许产生

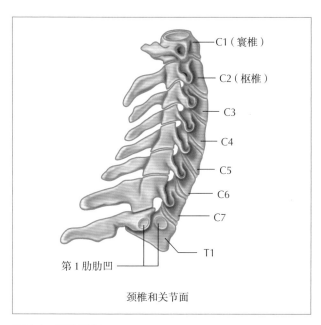

图 9.1　颈椎解剖

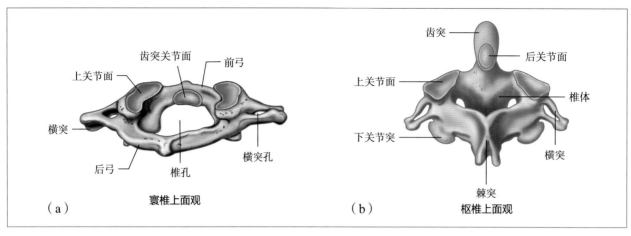

图 9.2 （a）寰椎（C1）；（b）枢椎（C2）

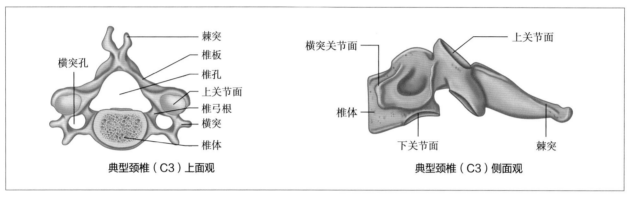

图 9.3 从 C3~C7 的典型颈椎

某些类型的运动，但限制了其他类型的运动：例如，颈椎可以自由旋转，但侧屈的范围较小。

每个椎体上有两个关节突关节：上关节突，面朝上，作用类似于铰链，下关节突位于其下方。

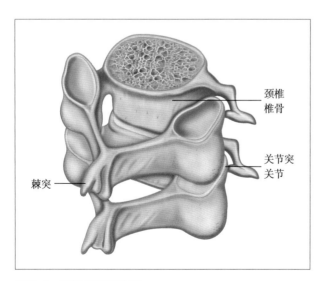

图 9.4 颈椎关节突关节

例如，C4 的下关节突关节与 C5 的上关节突关节相连。

就像身体中的其他滑膜关节一样，结缔组织的包膜包裹每个关节突关节，并产生滑膜液以滋养和润滑关节。关节的表面覆盖着软骨，这有助于每个关节平滑地运动（连接）。关节突关节有丰富的神经支配，受疼痛感受器支配，使其容易引起颈部、肩部甚至手臂的疼痛。

颈椎的运动

这是一本关于神经的书籍，本章介绍了颈椎及其发出的神经根。考虑到颈部问题可能是患者症状的根源和潜在原因，因此有必要将颈椎的活动也纳入本章内容中进行介绍。

颈椎能够在所有 3 个旋转轴 / 平面上运动，在

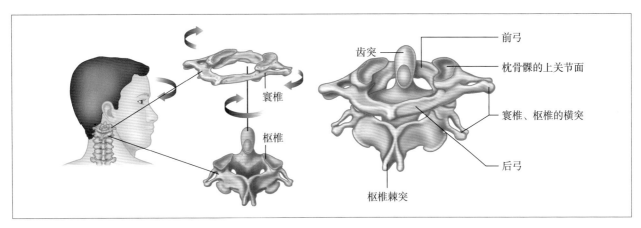

图 9.5　寰椎在枢椎上的运动

矢状面上屈曲/伸展，在冠状面上侧屈，在水平面上旋转。环转也是一种大幅度的运动方式，它是各个运动的总和，但是不推荐颈椎进行这样的活动。上述运动涉及整个颈椎，由于小关节的特殊形状，对颈椎的节段性运动起到引导作用，并使不同节段的运动有所差异。

寰椎（C1）和枢椎（C2）的运动

寰枢关节是车轴关节，一般认为颈椎前 50% 的旋转（无论是左旋还是右旋）主要是由寰椎在枢椎上转动产生的（图 9.5）。换句话说，如果颈椎旋转的正常活动度（range of motion, ROM）约为 80°，那么其中 40° 的运动发生在 C1 和 C2 节段之间。

神经解剖学

从颈椎出来 8 对颈神经：C1~C4 神经组成颈丛（图 9.6），C5~T1 神经组成臂丛（图 3.4）。然而，颈椎却只有 7 块椎骨。

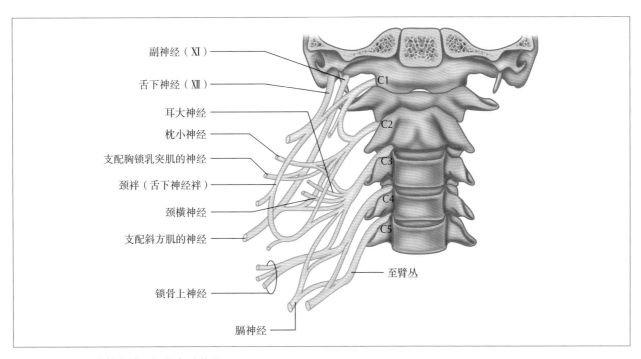

图 9.6　颈丛及其传出神经根的水平节段

上 7 对颈神经出口在相应的 C1~C7 椎体的上方（图 9.6），即 C1 神经出口在 C1 椎体上方，以此类推。另一方面，第 8 颈神经的出口位于 C7 椎体以下和 T1 椎体上方（即 C8 神经出口位于 C7 椎体和 T1 椎体之间）。

T1 神经（T1 神经根）出口位于 T1 椎体下方（即 T1 神经根出口在 T1 椎体和 T2 椎体之间）。举个例子，如果 C5 和 C6 椎体之间的椎间盘存在病变，那么 C6 神经根可因椎间盘的问题而受到压迫。然而，在腰椎节段中，如果在 L4 和 L5 椎体间的椎间盘存在病变，L4 神经根可能受到影响，因为它在对应椎体下方穿出（颈神经根出口在其对应椎体节段上）。

案例分析 9.1

我学习过的第一台手术是颈椎前路椎间盘切除术，主要切除和人工置换两个颈椎间盘，这个手术的对象是一位 55 岁的女性，她有几个不明确的症状。她最初比较明显的症状是颈椎左侧局部的疼痛，并伴有左侧肩部和手臂放射痛，在某些活动中，尤其是肩部外展时会有持续的无力感。

她被确诊为 C4/C5 节段后外侧椎间盘突出，压迫左侧 C5 神经根，导致相应节段肌节的神经反射减弱。这应该是相对简单和明确的诊断，但她还存在一些更复杂的情况，即 C5/C6 节段间椎间盘中央型膨出并压迫到了脊髓。这样情况就不同了，她还有各种难以解释的症状。她感觉她的左腿不属于她，很难控制腿部的活动。

当我看到神经外科医生用叩诊锤对她的上下肢进行神经反射检查时，除了 C5 神经，所有的测试都为阳性且都增强了；这被称为征亢进，分级为 3+++。巴宾斯基征也呈阳性，这提示位于脊髓或大脑的中枢神经系统有上运动神经元病变，但在这个案例中，我们推断她的病变大约在 C6 脊髓节段。

外科医生在 C4/C5 和 C5/C6 节段进行了椎间盘手术（椎间盘切除术），并替换成两个人工椎间盘。后来患者完全康复了。在几周后的随访中，患者主诉颈部和手臂不再疼痛，更重要的是恢复了左腿的控制能力，反射（测试时）恢复正常（2++），巴宾斯基反射也正常。

正如案例 9.1 所强调的那样，神经系统与构成颈椎（cervical spine, CSP）的所有独特的组成部分有直接关系，同时与身体的其他部分也有关系，这一点是不言而喻的。许多人认为他们的上肢（如肩部或手臂）的疼痛实际上来自肩关节或相关结构。然而，对于大多数人来说，如果出现了肩痛或其他症状，特别是臂部、手和指的症状，实际上其潜在病因可能是颈椎及其相关的神经通路损伤。

我自己的思维过程是，神经、颈椎，甚至肩关节就像是一个三角形或是三合一的伙伴关系。过去，当我登山时，我们会三个人连成一组，以便安全穿越雪地。简单地说，如果这个三方关系（团队）的一部分发生故障或功能失调，那么其他部分就会受到影响并且必须以某种方式进行代偿。我总是说：如果一个人的肩关节复合体有问题，那么最终可能会引起颈椎的问题，且产生神经根受损的连锁反应。与之相反，颈椎的问题会引发脊髓神经问题，随后这会影响到肩部和手臂。这两个原理中的后者对我来说可能更有意义。

我想和大家分享一个有趣的故事。在一次软组织相关课程中，我问参加课程的学员是否有肩痛，因为这将是我们下一个要讨论的话题。随即，一位先生把手举起来，从教室后面向我用力挥手，说："是的，我的肩膀有很大的问题。"（同时他的手臂一直举在空中！）。我的回答是："我猜，举在空中的那只是不是就是疼痛的手臂，特别是考虑到你举起它的速度。"那个人说："是的，疼的就是这只手臂。"这就是问题所在，因为对他来说，肩部有很大的问题。不过，我个人认为他的肩部只是一个小问题，尤其是在评估和治疗之后。因为实际上他的疼痛并非来源于肩部。根据这个故事，你大概可以猜到，他肩部周围的症状其实是颈神经损伤放射引起的牵涉痛。

案例分析9.2

我有一个在本地开健身房的私教朋友，他把一位客户介绍给我，因为这位客户在他日常的一项练习中遇到了困难，即仰卧在长凳上，手握两个哑铃，然后做伸展肘关节的动作，如图9.7所示。这个练习的目的是加强肱三头肌的肌力。从图中你可以看到模特左臂无法像右臂那样伸展，其原因是肌肉无力。

然而，我发现有趣的是，这位客户并没有提到他颈部、肩部和手臂有任何性质的疼痛或活动受限；他只是在进行该特定动作时出现了无力。私教将他做这个动作的视频发给我，以便我更好地了解患者潜在的问题。（实际上，我把这段视频给上神经学和颈椎课程的学生看，问他们认为问题出在哪儿，出现该问题的原因可能是什么。）

读到这里一些人会马上知道问题是什么，但多数人可能会很费解，尤其是他没有出现疼痛、活动受限或任何类型的明显症状。

在前面的章节中，我讨论了上肢和下肢的肌肉力量测试。如果你还记得，我曾说过，一位加拿大的整脊治疗师到英国进行巡讲，他很友好地来到诊所为牛津大学的几位赛艇运动员治疗。他们之前都是来自加拿大的奥运选手。起初，他对这些运动员的上、下肢的力量（肌节）进行测试，当他发现了特定神经的薄弱点时，就会用手法整复相应的脊柱节段。治疗结束后，这位脊椎治疗师会重新测试肌力，并希望测试结果达到正常水平（5级）。

从那以后，我就一直在尝试运用类似的理念，所以当我测试上述进行cross-fit训练的患者时，我发现与右侧相比，他们左侧肘部伸展的力量显得非常薄弱。如果你看第七章的肌节分布图

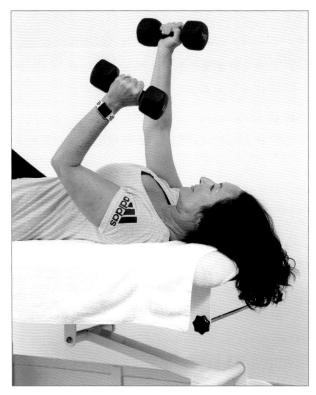

图9.7　利用伸展肘关节来练习肱三头肌——左侧由于肌力减弱而活动受限

（表7.2和7.3），你会注意到C7肌节可能存在潜在问题，因为它主要支配肘关节伸展。然而，C7肌节也控制腕关节屈曲和手指伸展，当我评估这两个动作时，在这名患者身上也发现C7肌节的肌力减退。C7神经根在C6和C7椎体节段之间穿出，所以有可能是椎间盘病变。但是，由于没有感觉或疼痛的改变，我认为椎体发生了旋转（或整脊治疗术语中的半脱位）使C7神经紧张，随后导致他左肘伸展无力。

我有时用调光开关作类比：如果你朝一个方向转动开关，灯会变暗（流向灯泡的电流会减少）；如果你反过来转动，灯泡会变亮（电流会增加）。如果神经（电线）由于某些原因被扭转或压迫，比如说脊椎的旋转导致沿C7神经的神经通路传导的冲动（电流）会减弱，随后肱三头肌支配的肘关节伸展运动或力量就会变弱（灯就不那么亮）。

我的治疗主要是对颈椎进行特殊的松动治疗，然后对C6/C7左侧进行整脊治疗，治疗后听到有复位声。随后我又重新测试了他左侧肘关节伸展的

力量，很高兴地发现这位客户已经恢复了正常的力量。几天后，私教告诉我，说他已经对客户恢复训练，而且没有再出现肱三头肌无力的症状。

我讨论案例分析 9.2 的原因是试图提高大家利用神经系统测试来评估上肢肌力的意识。我知道很多治疗师会单纯认为肩、臂和手的疼痛只是来源于颈椎。这意味着他们会将所有治疗都集中在颈椎和相关神经通路上，而不是在患者出现疼痛的区域。

■ 颈椎评估

物理治疗师需要确定颈椎是否与患者表现出的肩部、手臂、手部疼痛的神经症状有关。我们可以使用所谓的 KISS 原则（Keep it simple stupid 或 Keep it simple）：要求患者简单地进行旋转、屈曲、伸展和侧屈，以观察颈椎的这些动作是否会加重上肢的任何症状，包括胸、肩、腋窝、臂、掌和手指等部位。如果这些部位的症状因颈椎的运动而加重，则需要对颈椎进行进一步的检查。

案例分析 9.3

一位 29 岁的女性患者因左肩疼痛并牵涉到左臂出现疼痛前来就诊。疼痛是在患者持续打了一阵喷嚏后的几天出现的（当时是"花粉症季节"）。咳嗽或打喷嚏的动作加重了她的症状，而且由于疼痛，让她对做这些简单的动作感到焦虑。她向左旋转颈椎也会使症状加重，下巴向下靠近胸部（颈椎屈曲）也是如此，尤其是看手机和回短信时。

检查时发现左侧 C6 和 C7 反射为 2++；左侧 C5 反射（肱二头肌）减弱，为 1+，而右侧的三个反射均正常。肩外展和肘屈曲的肌力（C5 肌节）在测试分级量表上为"3"（5 分为正常）。经过测试，其他水平的肌节均为正常。我轻触她上肢皮节

区域，发现 C5 皮节的感觉有改变。

我告诉患者，我怀疑她 C4/C5 节段椎间盘突出，且突出的椎间盘压迫她左侧的 C5 神经根，这是导致她疼痛的原因，我建议她做一 MRI 检查。几天后检查结果证实了我的推测。我很高兴告诉大家，通过每周一次的整脊治疗，还包括软组织技术、轻柔的松动手法和牵引治疗后，患者的症状在接下来的几周得到了改善，疼痛得到了缓解。

我希望通过阅读案例分析 9.3，你会明白颈椎评估的重要性，以及使用叩诊锤和肌节 / 皮节测试检查神经系统的重要性。

主动活动范围

患者坐在椅子上进行以下这些测试，以检查关节主动活动范围（acive range of motion, AROM）。

1. 颈部旋转
- 指导患者在舒适的情况下尽量向右旋转颈部，然后再向左旋转（图 9.8）。
- 嘱患者告知出现的症状、活动受限或疼痛，并特别注意患者的肩、臂和手部。

2. 颈部屈伸
- 指导患者将下巴向胸部靠近，缓慢地屈曲颈部，然后向上看向天花板，缓慢地伸展颈部（图 9.9）。
- 如前所述，如果患者感觉到任何症状，应告知医生。

3. 颈部侧屈
- 指导患者侧屈（侧向屈曲）颈部，将右耳贴近右肩，并在另一侧重复（图 9.10）。
- 如前所述，如果患者感觉到任何症状，应告知医生。

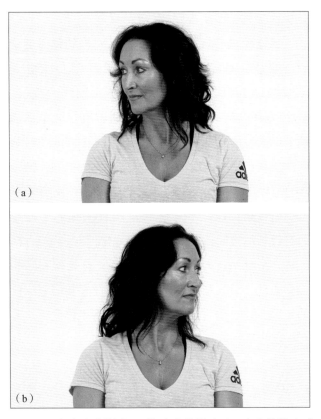

图 9.8 主动活动范围：颈部向右旋转（a），向左旋转（b）

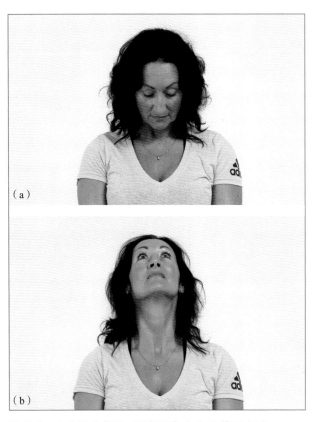

图 9.9 主动活动范围：颈部屈曲（a）和伸展（b）

被动活动范围

治疗师可以在患者坐位下进行所有被动活动范围（passive range of motion, PROM）检查，但在仰卧位进行检查更好，图 9.11 展示了颈部旋转和侧屈 PROM 检查——通常情况下整个颈椎的活动范围测试都是被动进行的。

注意：如果患者在 AROM 检查中有任何疼痛或受限，但是由物理治疗师被动完成该动作时却没有出现疼痛或受限，这通常表明在主动活动中肌肉和肌腱受累。另一方面，如果主动活动和被动活动都导致患者的症状加重，那么可以认为颈椎关节受累，需要进一步的检查。

让我举几个例子。第一个例子是一位 20 岁的患者，他颈部的肌肉拉伤了，所以当他向左或向右旋转颈部时能感到强烈的疼痛。然而，如果被动地将颈部向左或向右旋转几乎没有疼痛，这可能是因

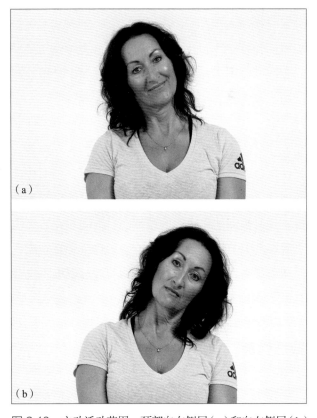

图 9.10 主动活动范围：颈部向右侧屈（a）和向左侧屈（b）

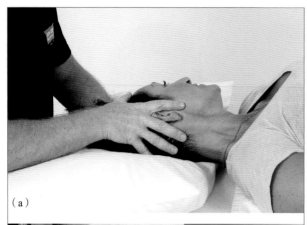

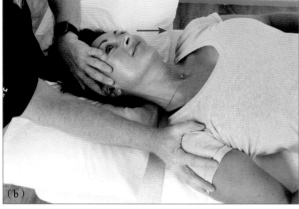

图 9.11　被动活动范围：颈椎旋转（a）和侧屈（b）

为肌肉在被动测试期间是放松的（希望如此）。被动测试一般用于评估关节的完整性，而不是用来测试相关肌肉的完整性。

　　第二个例子是关于一位被确诊为颈椎退行性病变［骨关节炎（osteoarthritis, OA）］的 65 岁患者。当这位患者向左或向右旋转他的颈部时，颈部非常僵硬且活动受限，而且超过一定范围可能会感到疼痛。如果被动地将患者的颈部向右或向左旋转，由于潜在的关节退行性病变，检查者也会感觉到患者的活动受限。而且患者在被动活动的过程中，也会有不适感。

特殊检查

　　我们还可以将许多其他特殊检查纳入检查清单中，其中一些已经在前面介绍过，如反射和肌节测试。因此，我们现在应该对患者的上肢症状是否与颈椎有关有了一个很好的认识。

　　关于颈椎和特殊检查，前文中已经讨论并展示评估的主要方法，即检查 C5～C7 反射，以及特定颈部肌群的特定肌节测试和皮节的感觉测试。然而，我们还可以利用其他一些特殊测试来帮助整体诊断。以下是我个人在诊所中可能会使用的测试方法。

椎间孔挤压试验——颈神经根痛

　　Spurling 和 Scoville 在 1944 年首次描述了激惹颈神经根的椎间孔挤压试验（Spurling's compression test），Anekstein 等人在 2012 年提出了几种不同的操作方法。有人建议首先采用颈部伸展和侧屈组成的策略，以可耐受的方式再现患者的主诉症状，若无症状再现，则追加轴向加压。

- 患者坐位，引导其颈部伸展和侧屈（图 9.12a）。
- 如果患者没有再现症状，则用双手轻轻从患者的头顶向下按压（图 9.12b）。
- 阳性标志是患者主诉疼痛放射到肩部或手臂（皮节）。

椎间孔挤压试验

瓦尔萨尔瓦动作试验

　　瓦尔萨尔瓦动作试验（Valsalva maneuver test）是以 Antonio Maria Valsalva 的名字命名。在潜水时，瓦尔萨尔瓦动作可以用来平衡中耳内的下降压力。

　　在颈椎和神经方面，瓦尔萨尔瓦动作可以增加颈椎的压力，因此任何占位性病变，如椎间盘脱出伴神经痛，都可以因压力增加而加重。

- 典型的瓦尔萨尔瓦动作，要求患者捏住鼻孔进行呼气，来平衡耳内的压力，如图 9.13a 所示。
- 或者，要求患者吮吸拇指或对着拇指吹气，如图 9.13b 所示。

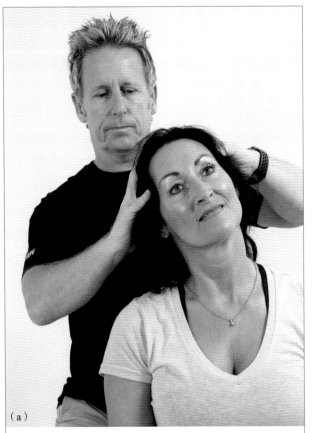

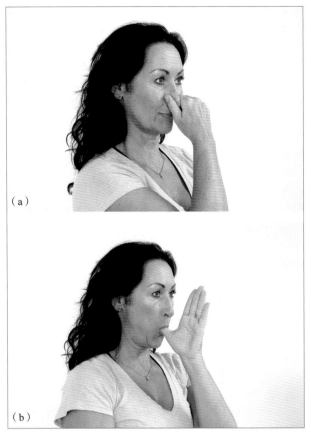

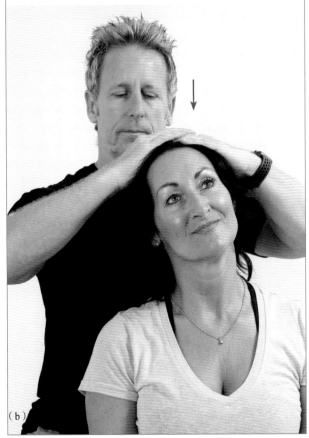

图 9.13 瓦尔萨尔瓦动作：（a）典型动作；（b）其他方法如吮吸拇指

瓦尔萨尔瓦动作

图 9.12 椎间孔挤压试验：（a）患者颈部后伸并向右侧屈；（b）治疗师在患者头顶上施加一个向下的力

■ 颈椎病变，椎间盘、关节突关节和退行性病变

相信大部分的肩部疼痛都和颈椎有直接或间接的联系，在本文中，我想讨论一些非常常见的肌肉骨骼结构，这些结构病变可能就是导致患者出现上肢疼痛症状的原因。

椎间盘突出

最常见的椎间盘病变，我喜欢称之为椎间盘膨出、突出、脱出、脱垂、疝出，甚至是游离（这里实际上是指髓核从纤维环中脱落）。这些椎间盘状态的变化如图9.14所示。

前面的章节讨论了颈椎间盘C4/C5、C5/C6和C6/C7的情况。记住，根本就没有真正的椎间盘滑脱这回事，尽管人们经常提到。通常疼痛是因椎间盘内的囊液，也就是髓核引起的。这种疼痛的感觉只有当疼痛敏感的结构被触及时才能被察觉（如后纵韧带或神经根），这可以将疼痛指向特定的皮节（图9.15）。想想我用一管牙膏做的比喻——如果你挤压牙膏管的一端，另一端就会膨胀；牙膏（髓核）从内部推挤外壳（纤维环），导致它改变形状，但牙膏管并没有实际的"滑移"。

这是一个有趣的案例，一位40岁的女士右臂高举在空中，手放在背后，来到我的诊所。以前，我见过很多类似的患者，所以基本上已经了解她疼痛的原因。我对她说，她现在的姿势应该是减轻肩部和手臂疼痛的最舒服位置，她非常认同！然后，患者坐下来解释说，她很担心，因为她的右腋窝和乳房区域也疼痛；她怀疑其乳腺组织可能是导致疼痛的根源，甚至害怕是癌症。我明确告诉她没有那么严重，同时解释道，我认为她的疼痛症状来自颈椎间盘问题，是因为她颈部的神经受到了压迫造成的。

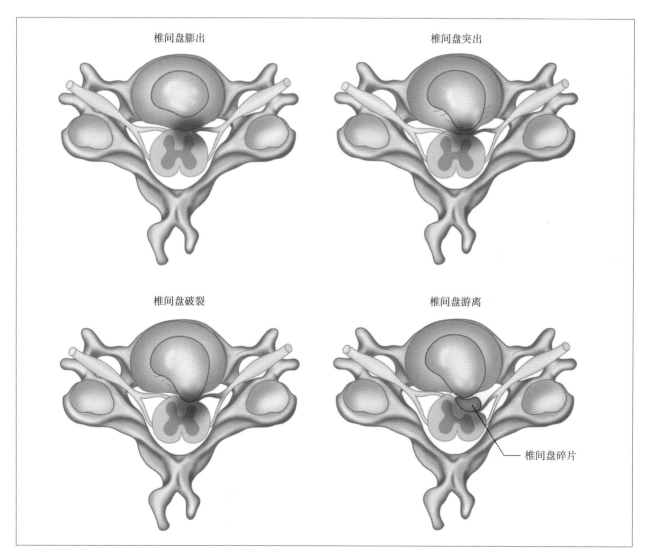

椎间盘膨出　　　　　　椎间盘突出

椎间盘破裂　　　　　　椎间盘游离

椎间盘碎片

图9.14　椎间盘状态的变化

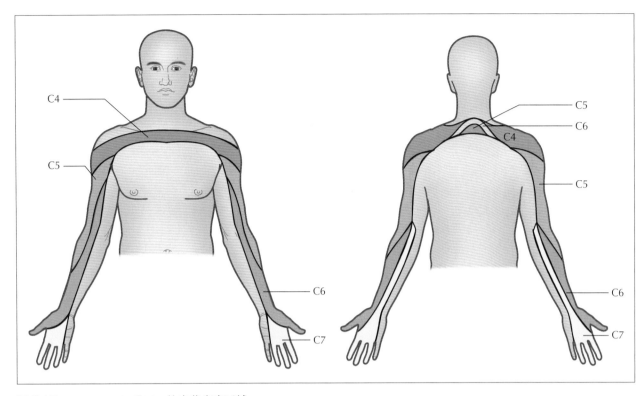

图 9.15 C4、C5、C6 和 C7 的皮节疼痛区域

这种疼痛已经持续了大约 1 周，是在乘坐娱乐设施后才出现的。在碰碰车上，她感到自己的脖子"猛晃"了一下。当她第二天醒来时，疼痛开始加重，尤其是她的颈部、肩部、腋窝、手臂，甚至是手背中间（表面）。当患者把手臂放回到体侧时，疼痛会加剧，所以她会迅速将手臂高举起来，并把手放在背部。她说她什么也做不了，这种疼痛实在是太折磨人了。

我对患者进行了简单的检查（因为她的疼痛），发现与右侧 C5 和 C6 的反射（2++）相比，右侧 C7 的反射减弱（1+），甚至接近消失（−）。当我测试了 C7 肌节，包括肘关节伸展、腕关节屈曲和手指伸展，我发现她的肌力非常弱（正常 5 级的 1/2）。我告诉她，在 C6 和 C7 节段之间有椎间盘突出，压迫到了 C7 神经根，这就是她出现这些症状的原因。综合一些因素，我的直觉告诉我，需要在治疗之前增加其他的客观检查，因此我们安排了一次影像学检查。她找了我的一个朋友兼同事做初步的咨询，他是一名神经外科医生。令人惊讶的是，在 1 周内，他就决定给她做手术了。外科医生

告诉我，这可能是他见过的最严重的椎间盘突出，他需要通过手术来移除椎间盘，而不是进行整脊治疗。

案例分析 9.4 展示了常见的椎间盘突出患者转诊的必要性，因为椎间盘突出非常常见，它们通常会在几周内症状稳定下来。通常，这类患者在就诊前可以很长时间没有任何症状，尽管患者做了 MRI 检查，并确诊有椎间盘疾病，但发病前通常没有疼痛。这是一例罕见的椎间盘病变，但是物理治疗师有可能接触到，而且需要仔细分辨。

颈椎关节突关节

颈椎的关节突关节是高度敏感的结构，通过疼痛感受器（痛觉感受器）进行神经支配，因此，关节突关节病变极有可能导致许多患者的颈部、肩部和手臂出现弱化和持续性慢性疼痛。

许多患者在来找我之前，都已经有过在英国各地的脊柱疼痛诊所接受（通过超声引导的）颈椎关

节突关节注射的经历。这些接诊的医生接受了把注射作为一种诊断和习惯性治疗方案，以确定关节突关节是否是引起患者肩痛的主要或次要原因。在这一点上，尽管注射作为一种治疗方案还存在争议，但对于外科医生来说，这种方法被认为是诊断程序的主要部分。然而，从积极的方面来说，如果患者在接受注射后肩部症状确实有所减轻，那么医生可以确认关节突关节是可能的致病因素。但在我看来，这样整个肌肉骨骼问题都被忽视了；这让我想起了 Ida Rolf 博士的一句话："疼痛并非问题所在。"我认为，在这些病例中，患者颈部和肩部的持续疼痛，可能是许多小的肌肉骨骼异常导致的，这些异常情况在过去几年已造成患者长期的功能失调。现在这些微小的、无关紧要的变化慢慢地显露出来，变成了一个更大的问题，然后给患者带来了持续的慢性疼痛。

可以将这些患者或其他类似情况的患者做一个比喻。他们每个人都有一个"补偿水库"；对于一些人来说，这是一个巨大的湖泊，永远不会耗竭，这类似于身体不管出现什么问题总是能够代偿。毫无疑问，你会认识这样的朋友或运动员，他们可以参加每一项运动，完成所有的日常任务，且从不抱怨任何部位的疼痛。但对于大多数患者来说，这个湖要小得多，并且开始慢慢干涸，所以现在身体努力在弥补，这就可以解释他们现在出现的症状。例如，你的一个朋友已经坚持跑步 20 年了，每周 3 次，然后在过去的 2 个月里，他们突然说他们的腰部、膝关节、髋部、脚开始疼痛。为什么？也许，仅仅是也许，他们的代偿储备已经开始枯竭。

关节突关节综合征 / 疾病

关节突关节有相互滑动的趋势，因此它们与脊柱一起处于自然的恒定运动状态；和所有类型的负重关节一样，它们可能会随着时间的推移逐渐磨损并开始退化。当关节突关节受到刺激（甚至软骨撕裂），将导致关节突关节的骨组织开始产生骨赘，导致关节突关节肥大，这是关节突关节综合征 / 疾

病的前兆（图 9.16）。这最终会导致脊椎病，基本上就是骨关节炎——一种在许多老年患者中普遍存在的综合征或疾病，症状是持续的慢性颈肩痛。

案例分析 9.5

一个患者揉着他的右前臂来到我的诊所，说疼痛已经持续好几周了。他想不起来任何与疼痛发生的时间和原因相关的事件，但他确实注意到在一次出差之后有些不对劲，当时他在一家旅馆住了两个晚上。他发现在这家旅馆里很难入睡，他觉得这是因为床垫和枕头与家中的不同，并且窗外的噪音很大。他的医生告诉他，他腕部有肌腱炎，并建议他注射类固醇药物，但他拒绝了，因为他觉得并不是这个原因导致的。

我想通过检查来确认他的手臂是否有问题，然而，我没有发现什么特别的问题，尽管在触诊时他的前臂有轻微的压痛，但没有之前那位医生所说的肌腱炎。肘关节和肩关节的运动和测试结果也是正常的，所以我决定把重点放在颈椎上。我要求患

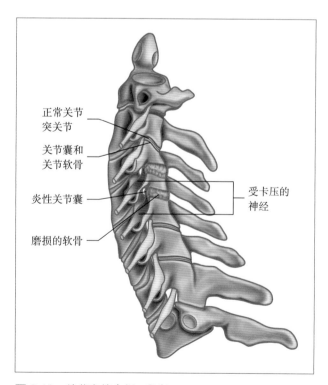

图 9.16　关节突综合征 / 疾病

者向左旋转颈部，没发现问题；然而，当患者向右旋转颈部时，前臂的症状加重了。接下来，我让他看向右肩（这是一种椎间孔挤压试验，稍后会讨论），这个动作进一步加剧了他手臂的症状。C5、C6、C7神经反射检查结果为2++，颈椎各节段的肌节测试结果显示强阳性。因此我推断，要么是C5/C6关节突炎症，放射到他的右前臂，要么是椎间孔内有炎症，影响到了C6神经根。

我接着对上斜方肌和肩胛提肌使用了软组织手法技术，然后使用了松动技术，接着在C5/C6关节突关节区域使用了手法复位技术。患者立即感到轻松，疼痛立刻消失，最后从诊所出院回家了。

颈椎病

不幸的是，对于某些人来说，这种情况可能比其他人更早发生。衰老的过程伴随着自然的退行性形变，而人体的某些部位，如髋关节和膝关节更容易受到影响。这也适用于颈椎下面的三部分（C4/C5、C5/C6和C6/C7），因为这些部位也会发生退行性形变，在脊柱中，我们称之为脊椎病（spondy losis），spondy与"脊柱"有关，losis与"退变"有关。脊椎病通常影响椎体和关节突关节（图9.17）。神经通过的间隙称为椎间（神经）孔，该孔由于潜在因素影响而最终变窄，引起疼痛相关的神经症状。

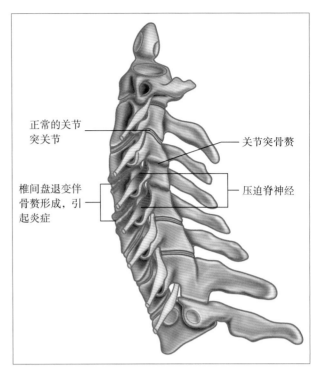

图9.17　颈椎病（关节炎）

正常的关节突关节

关节突骨赘

椎间盘退变伴骨赘形成，引起炎症

压迫脊神经

案例分析9.6

一位72岁的女性来到诊所就诊，她两侧肩部有广泛性疼痛，尤其是早上醒来时更为严重。这种疼痛大约持续20分钟后就会消退，她发现洗热水澡或淋浴时症状会得到一些缓解。她的颈椎旋转活动范围受限，尤其是左侧，她不停地说她的颈部"感觉一直很僵硬"。

我在仰卧位对她的颈椎进行被动旋转时，她的

活动仍然受限明显，感觉不舒服。令人惊讶的是，肌腱反射和肌肉力量检查都正常。她的斜方肌在触诊时有触痛并且非常僵硬，但她觉得一次好的按摩可以改善她的症状。

我告诉她，我认为她有退行性病变，2周后的MRI检查结果证明她有多节段的椎间盘脱水及椎体和关节突关节的退变，伴有骨赘（骨刺），尤其是颈椎的下3个椎体。

关于治疗方法，患者问我是否要对她的颈部使用高速冲击手法（high-velocity thrust technigue，HVT），我说，在这种情况下，特别是由于存在骨赘和多节段的退行性形变时，这些技术是不合适的，甚至可能是非常危险的。我的建议是使用软组织技术、轻柔的松动技术和肌肉能量技术来纠正一些短缩的肌肉组织，以及进行一些姿势再教育练习。

我告诉患者根据MRI显示的情况，我永远无法治愈她的颈部，但是同时，我也告诉她，采用软组织技术和轻柔的松动技术可以帮助她改善活动能力和缓解疼痛。

结论

我讨论颈椎的解剖学、功能和基本评估是为了让读者了解到脊柱这部分可能存在的情况，以及它们如何影响神经根的。记住，如果颈椎的任何活动，包括患者主动或治疗师被动活动及任何特殊检查，加剧了患者身体任何部位的不适，这就涉及颈椎及相关的神经系统，需要进一步的检查。

第十章

神经系统相关的常见神经疾病

在这个章节中，我将讨论最常见的神经疾病，也是物理治疗师在临床上可能遇到的周围神经系统疾病。我在本书开头就有提到，我们重点要关注周围神经，所以接下来讨论的重点是下运动神经元损伤，而不是中枢神经系统损伤导致的上运动神经元疾病。上运动神经元疾病，如运动神经元病、多发性硬化和帕金森病，已有很多的文献可供参考，故本书中只作简单介绍（多发性硬化和帕金森病在第五章有所提及）。

■ 周围神经疾病

如上所述，本章将着重讨论周围神经系统疾病。如果你在网络上搜索"周围神经病变（peripheral neuropathies）"，糖尿病将是你搜索到的最常见疾病，因此，在这本书中讨论糖尿病是有意义的。然而本章无法将所有可能导致周围神经病变的情况一一列举出来，而且你可以回顾前面的章节，许多疾病已有所讨论，在本章也会继续进行案例讨论。此外，在下一个章节，鉴别诊断的内容也会讨论大量神经系统的其他问题，以及患者出现症状的一些潜在原因。

周围神经病变的典型症状包括：

- 手部或足部区域感觉麻木、刺痛或疼痛或失去知觉；
- 平衡或协调能力下降或出现肌无力加剧；

- 足部有无法愈合的伤口或损伤。

周围神经病变有几种不同的类型，这取决于有多少神经受累。腕管综合征是目前最常见的单个神经病变例子；如果多条神经都受到影响，则称为多发性神经炎；如果全身的神经都受到影响，则称为多神经病变。多神经病变是最常见的周围神经病变之一（如糖尿病），通常最长的神经首先受到影响，神经病变通常从足部开始。

周围神经病变包括四种类型。

- 感觉神经病变，向大脑或脊髓传递感觉信息（如痛觉、触觉和温度觉）的任何神经受损都会出现这种病变。典型的症状是针刺感、麻木、灼烧感或刺痛，甚至对温度失去感觉或感觉不到疼痛（这种情况通常与足有关）。
- 运动神经病变，会影响运动功能，还会影响运动控制，所以损伤后的肌无力或瘫痪都可能出现（足下垂）。
- 自主神经病变，顾名思义，意味着这些特殊神经损伤后会影响自主神经调控，导致消化问题（便秘或腹泻）、呼吸频率改变、过度出汗、心率加快及直立性低血压（当你站起来时，会感觉头晕）。
- 单神经病变，如上所述，只损伤单根神经（下面所述的神经疾病就属于这一类）。

在这个章节中，我们将讨论以下病变：

- 糖尿病

- 贝尔麻痹
- 腋神经麻痹
- 胸长神经麻痹
- 腕管综合征
- 尺神经炎
- 桡神经麻痹
- 足下垂
- 胸廓出口综合征（thoracic outlet syndrome，TOS）

■ 糖尿病

实际上，糖尿病患者在我的诊所里并不常见，这主要是因为来此就诊的患者的年龄都较小。我的客户大多是在牛津大学上学的 19~35 岁的学生，他们中有许多人是运动员，经常参加各种运动，所以大多数都是非常健康的。

我现在讨论糖尿病对神经系统的主要影响。糖尿病是最常见的周围神经病变，分为 1 型或 2 型，通常也被称为糖尿病多发性神经病变，因为它会影响身体的所有神经，而不仅仅是一根神经（单神经病变）。当你患有糖尿病时，血液中的糖含量升高，从而对神经造成全方位的影响，这最终将损害供应神经的相关小血管。

如果周围神经病变可能与糖尿病有关，那么诊断就相对简单：医生会和你讨论你的症状，通常会检查血液和尿液中的糖含量。医生会建议神经科医生做神经病学检查，评估潜在损伤的程度。

糖尿病的致病原因

1 型糖尿病（胰岛素依赖型）是由于身体不能产生足够的胰岛素来调节血糖水平。这是由于免疫系统攻击和破坏胰腺的 β 细胞造成的，目前尚不清楚这一过程发生的确切原因。β 细胞是胰岛的主要细胞类型，它负责产生和分泌胰岛素，来调节血液中的葡萄糖水平。

另一方面，2 型糖尿病（非胰岛素依赖型）主要是因为胰腺中的 β 细胞不能产生足够的胰岛素，或者身体对胰岛素产生抵抗。一般来说，形成胰岛素抵抗的潜在因素是患者体重过重和缺乏规律的锻炼。

维基百科上的一项数据显示，2017 年全球有超过 4.25 亿人患有糖尿病，其中 2 型糖尿病占 90%。

鉴于神经系统病变和糖尿病之间的联系，糖尿病患者必然会发生感觉改变；这些症状通常始于双足，被称为糖尿病神经病变。1 型和 2 型糖尿病患者的血糖都高于正常水平，即高血糖症。如果血糖升高得不到控制，就会导致很多并发症，而神经病变就是最常见的一种。在许多的研究中，有许多关于长轴突如何更容易受到损伤的讨论。是因为周围神经的血管供应自然稀疏，只有少数小动脉（血管）穿过它们。

正如 Smith 等人（1977）所证明的那样，血液中血糖升高最终会导致周围神经的血液供应受到影响，而且自我调节能力下降。这反过来又使周围神经容易缺血（组织血液供应减少），进而导致神经自身缺氧，引起神经病变。Dyck 等（1984）提出，微细血管损伤最可能的因素是因为糖尿病患者远端轴突局灶性神经纤维丢失。通常这种情况被患者描述为袜套样与手套样的麻木感，如图 10.1 所示：感觉的丧失从足趾和足部开始，向上延伸到踝，最后延伸到手指。

糖尿病患者皮肤表面的神经纤维受到严重影响，导致皮肤皱褶，局部肿胀。皮肤神经纤维缺失与腓肠神经干神经纤维缺失有关，因此与 Kennedy 等人（1986）讨论的临床神经病变相一致。

遗憾的是，随着病情的进展，患者逐渐失去了感觉足底疼痛的能力。例如，他们可能无法通过感知反馈来判断自己是站在碎片上还是站在沙滩小而锋利的石头上。因此，发生皮肤感染和溃疡的总体可能性增加，最终可能导致坏疽和随之而来的截肢。

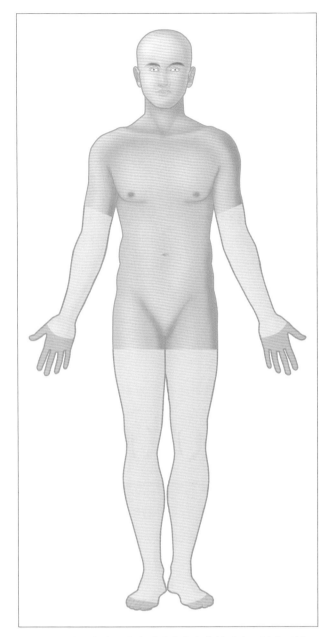

图 10.1　糖尿病神经病变感觉分布变化的手套–袜套区域

案例分析 10.1

　　我曾经在电视上看到一个关于医疗事故和急救的节目，其中一个故事是关于一位处于糖尿病晚期的年长绅士。他和家人一起去度假，第一天晚上睡在床上时，他没有注意到暖气片开得很热。暖气片的散热器实际上是与床有接触的，一般情况下，这也许没什么问题。但是，被子在夜里滑落了，他的一条腿碰到了暖气片。

　　你可以想象当他早上醒来，他的家人走进他的房间时发生了什么。事实上，故事还没结束，结果是他的腿粘在散热器上，有严重的烧伤。急救医疗队不得不把他的腿从散热器上取下来。这个人的预后很差：由于他的身体无法从持续的创伤中痊愈，他最终被迫截肢。

糖尿病患者的感觉测试

　　在图 10.2 中，可以看到一个用来测试下肢振动觉的音叉。由于振动觉是糖尿病神经病变最先丧失的感觉之一，所以这个感觉测试（以及其他所有测试和初步检查）可以用来检查患者是否可能患有糖尿病。轻触和针刺试验表明触觉是否也受到影响。

- 轻拍音叉，使其开始振动，然后把它放在患者的胸骨上，以便患者能感觉到振动。
- 接下来，将叉子放在患者的踇趾上，询问患者

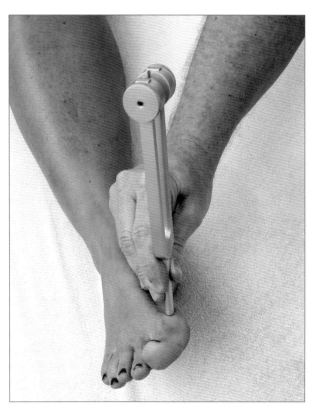

图 10.2　在踇趾处使用音叉产生振动

是否感觉到振动，并说明振动停止的时间。

- 如果患者感觉到振动，这是一个好现象。如果他们感觉不到，将骨叉移到下一个骨性标志（如舟骨粗隆）并再次检查。
- 如有必要，继续到下一个骨性标志（内踝）重复该测试，检查受糖尿病影响的区域的大小。

■ 贝尔麻痹

一位苏格兰外科医生——Charles Bell 爵士，在 1929 年首次提出贝尔（Bell）麻痹。这种面部麻痹没有特殊的原因（因此被归类为特发性）。一般来说，该疾病在 3 ~ 4 周内自愈。如前所述，这种情况与第Ⅶ脑神经有关，它被称为面神经。一般情况下，只与一根神经有关（单神经病变），患者可能会表现出以下体征和症状（见图 10.3）：

- 无法控制一侧的面部肌肉（如抬眉或扩张鼻孔）
- 笑容改变
- 眨眼和闭眼功能受损
- 眼睑下垂
- 听觉改变（声音变大）
- 舌前 2/3 的味觉障碍（但只影响麻痹侧的感觉）

有证据表明贝尔麻痹是由于病毒感染中耳部面神经管内的第Ⅶ脑神经所致。

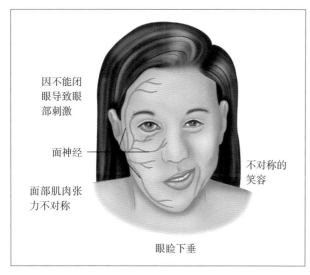

因不能闭眼导致眼部刺激

面神经

面部肌肉张力不对称

不对称的笑容

眼睑下垂

图 10.3　贝尔麻痹

多年前，在我教授神经课程时，一位治疗学专业的学生告诉我，她曾经接受过脑瘤切除手术。因为手术损伤到了她的面神经（CN Ⅶ），所以她出现了贝尔麻痹。这是一个非常有意义的案例，我想和大家分享一下。

这位学生说她可以像正常人一样睁眼，因为这用到了上睑提肌，它是由第Ⅲ脑神经（动眼神经）控制的；然而，她不能闭眼，因为负责这个运动的肌肉，即眼轮匝肌无力，它由第Ⅶ脑神经控制。在这个案例中，该学生的第Ⅶ脑神经在脑瘤切除手术中受损。

令人惊讶的是，医疗团队在患者的眼皮内植入了一个小的黄金质地的重物，这样患者就可以在重力作用下闭上眼睛——你可以摸到这个微小的重物。这位学生说，如果可以选择的话，她宁愿患贝尔麻痹，也不愿患脑瘤，而且她并不特别担心她的情况会因为面神经的损伤而永远无法恢复。

就像我之前提到的，没有明确的原因可以解释为什么有些人会得贝尔麻痹，如果他们碰巧得了这种病，往往会在几周内自愈。这种情况与糖尿病、病毒感染（疱疹、流感和上呼吸道感染）、妊娠、偏头痛和代谢紊乱有关，也可能是由创伤和压力引起的。

■ 腋神经麻痹

这是一个有趣的问题，你可能不会经常看到，除非你像我一样从事体育领域的工作，如作为橄榄球队的治疗师。如果你碰巧遇到这种情况，可能也会像大多数物理治疗师一样容易误诊，接下来我将讨论原因。腋神经源于臂丛神经的 C5 和 C6节段，支配三角肌和小圆肌，是肩部的"袖章"区（第三章讨论）的感觉神经。当进行肌节测试时（见第七章），治疗师更容易怀疑是 C5 神经根受累，而非腋神经麻痹，因为 C5 神经根主要负责盂肱关节外展的力量，而三角肌就是肩关节的外展肌。然而，如果治疗师通过抗阻屈曲肘关节（C5、C6 节段）来测试肱二头肌的力量，其肌力是正常的（5 级），实际上这就排除了 C5 神经根的问题。此外，腋神经受损不会影响 C5 反射（肱二头肌）。

接下来我将讨论在研究腋神经特殊情况时很有价值的两个例子。第一个是案例分析 10.3，是关于我在部队服役时的故事，而案例分析 10.4 是关于一个患者，她的医生认为她的肩关节扭伤了。接诊过她的医生都认为她现有的问题与肩关节有直接关系，结果就是所有的治疗师都只重点处理了肩关节问题。然而结合本书的内容以及肩关节与神经系统的关系，我们应该考虑所有可能的原因，包括颈椎和肩关节复合体在内，不是吗？

案例分析 10.3

当我在军队做体能教练时，我和几位海军同事组织了一次到北威尔士的瀑布皮划艇之旅。在那个时候，我是最有经验的皮划艇运动员，因为我是有资质的教练，并定期参加皮划艇旅行，而我的同事们才刚刚开始这项运动。当我讨论周末计划时，他们不愿意参加更危险、更高的瀑布部分，我尊重他们的决定。

我之前乘坐皮艇去过这些瀑布，所以我觉得没有什么问题。第一天的旅行，我们沿河顺流而下，所有人都安全地通过了湍急的水域，直到我们来到一组三连瀑布（其中两个都勉强能通过，而第三个却非常危险）。我决定自己一个人划皮艇过这组瀑布，我的朋友们充当了安全小组的角色。因为某种原因，在通过第一个瀑布时，我选择一条和平常不同的路线，也没有注意到瀑布底部有一块大岩石。随后，当我双手将船桨举在空中穿过瀑布时，我的右臂碰到了这块石头，由于受到撞击，我最终翻船了（基本上是倒立着的）。问题是，我仍然被困在

皮艇里，汹涌的水拍打在我身上，想到下一个瀑布即将到来，我努力试着做"爱斯基摩翻滚"（一种将皮艇向后翻转的技巧）。然而，我的右肩似乎无法完成翻滚，最终我把甲板拉开，才得以从皮艇里解脱出来，游了回去。当我终于到河边时，我的胳膊明显出了问题。我怀疑我的右肩关节完全脱位了，因为我可以看到我的手臂处于不自然的位置。

我被救护车送到了医院，1 小时后，X 线片显示我的右肩关节脱位。又过了几个小时，医生给我做了全身麻醉和肩关节复位。第二天早上，当我醒来后，护士用一个锋利的物体触碰我三角肌的"袖章"区域，并问我是否能感觉到它的锋利。我说"没有"，她回答说神经可能受损了。那时候，我没有受过医学训练，所以我不知道护士讲的是什么。医生解释说，是腋神经受损，可能是肩关节脱位的并发症。然而，他向我说明，神经将在 4～6 个月后修复。我很高兴地说："这对我来说太好了。"

案例分析 10.4

一位 28 岁的女性喜欢每天早上一醒来就进行瑜伽和冥想。2 周前，在做了"下犬式"的动作后，她突然感到右肩痛，不得不停下来。几天后，她来找我就诊，她的肩关节不能完全外展和前屈，主要是因为无力而不是疼痛。奇怪的是，如果患者仰卧，她完全可以外展肩关节，但不能连续——她需要休息 30 秒才能再次抬起手臂。她还抱怨在三角肌止点处有奇怪的感觉。

在检查中，很显然三角肌不能收缩，而是通过其他肌肉进行代偿，如胸肌和冈上肌。我告诉她，我怀疑她在做那个瑜伽动作时损伤了手臂的腋神经。这条神经靠近肱骨头，由于患者关节活动范围过大，肱骨过度活动，从而损伤了腋神经。我告诉她，一般腋神经以 1 mm/d 的速度再生，所以她可

能需要几个月的时间才能恢复。她在三角肌区域有奇怪的感觉，是因为腋神经支配"袖章"区的感觉（图 10.4），如果腋神经受损，在这个特定区域会有感觉的缺失。

■ 胸长神经麻痹

胸长神经源于 C5、C6 和 C7 节段，支配前锯肌，它负责肩胛骨的部分运动，主要是肩胛骨的前伸和上回旋（与肩关节外展结合）。前锯肌使肩胛骨与胸廓之间保持悬吊状态，各种原因导致的前锯肌无力会产生"翼状肩"现象。

案例分析 10.5

尽管我没有做过任何神经反射测试来确认诊断，但我认为我的胸长神经存在损伤。从图 10.5 可以看出，我的右侧肩胛骨呈现出了"翼状肩"状态。

在我的案例中，我认为自己是损伤了胸长神经，而不是前锯肌无力。我相信这个损伤发生在我去瀑布划皮划艇的时候（见案例分析 10.3），我在通过一个很高的瀑布时，走错了路线，右臂撞到了瀑布下面的一块大石头，导致右肩关节脱位。我在全身麻醉的情况下进行了复位，当我醒来时发现腋神经受到了损伤。当时我还不知道，可能是因为最初的肩关节脱位，我的胸长神经和腋神经都受到了损伤。现在 20 多年过去了，我的右侧肩胛骨已经是永久性的呈翼状肩状态。

多年来，我一直在加强我的前锯肌力量来矫正翼状肩，促进肩胛骨的稳定。然而，坦白地说，似乎并没有什么用，我现在已经接受了这个事实，因为神经损伤，这块肌肉可能永远都不会恢复它之前的力量了。我对现在的情况已经很满意了，因为我没有感觉到任何疼痛，且从一开始就没有任何明显的症状。

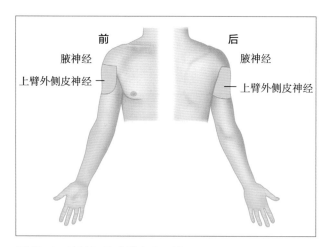

图 10.4　腋神经的感觉支配区域

正如我之前提到的，我从来没有做过神经传导检查，但是如果你再仔细看一下图 10.5 显示的肩胛骨情况，就会知道我的胸长神经应该存在永久性损伤，这也是为什么我过去所做的训练并没有真正帮助我改善表现的原因，因为它是神经损伤而不是单纯的肌无力。

值得注意的是，我的肩关节问题从未给我带来任何麻烦，我也从未有过任何症状。老实说，我很喜欢我"翘起"的肩胛骨——这是我身体状态的一部分，我不再打算改变它了。

■ 腕管综合征

我在第三章（臂丛神经）简单提到过腕管综合

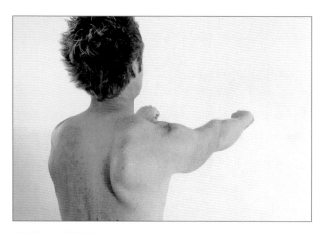

图 10.5　翼状肩

征，以及与正中神经的关系。就其定义而言，可以说腕管综合征是正中神经在通过腕管时受到压迫导致的。引起腕管综合征的原因有很多，包括一些很简单的情况（如妊娠、手部的肿胀或水肿）到相当复杂的情况（肝病，以及因此引起脑损伤）。

我们再看一下腕管的解剖结构，腕管是大多角骨、舟骨、豌豆骨和钩骨4块可摸到的骨骼之间形成的通道。实际上有10个结构穿过这个狭小的空间：4根指浅屈肌（flexor digitorum superficials，FDS）的肌腱、4根指深屈肌（flexor digitorum profundus，FDP）的肌腱、拇长屈肌（flexor pollicis longus，FPL）的肌腱及正中神经，如图10.6所示。腕管内任何情况导致正中神经受到卡压，都易引起拇指、示指、中指和环指桡侧的疼痛、针刺感或麻木（图10.6）。

在第三章中，我讨论了大鱼际肌，以及如何通过对指捏试验（用拇指挤压示指）来测试这些肌肉的力量，因为这是测试正中神经激活程度的一种方法。如果腕管内的神经受到压迫，捏握力无疑会减弱，大鱼际肌也可能开始萎缩（逐渐变小）。人们也可以使用腕掌屈试验（phalen's test）[或腕背伸试验（reverse phalen's test）]来诱发患者的症状。

腕掌屈试验

腕掌屈试验是由美国手外科医生 George S. Phalen 首先描述的，用于诊断腕管综合征。

- 指导患者屈曲肘关节，将两侧腕关节背面相向贴在一起。
- 让患者保持这个姿势30~60秒，观察症状是否加重。该位置会导致腕管受压（图10.7a）。

腕背伸试验

代替腕掌屈试验的方法是腕背伸试验（有些文章认为这种方法更有效）。这个测试使正中神经处于拉伸状态，同时也增加了腕管内的压力。这个检查方法基本上是和腕掌屈试验相反的运动。

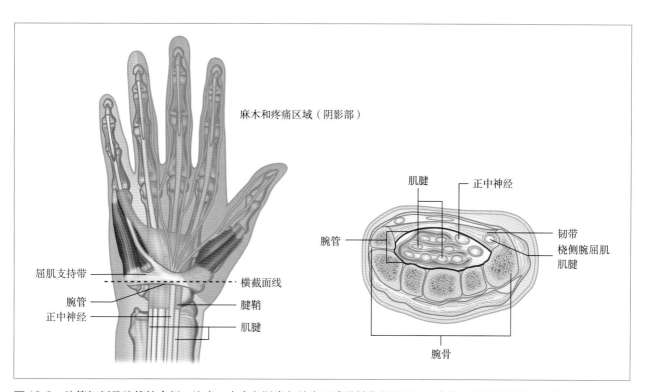

图 10.6　腕管解剖及腕管综合征。注意：在大鱼际隆起处发现感觉敏化很重要（正中神经的掌侧皮神经仍然保留）

- 指导患者屈曲肘关节，两侧手掌并拢（手腕和手指伸展）。
- 让患者保持这个姿势 30~60 秒，看看症状是否加重（图 10.7b）。

蒂内尔征

另一种经常用于检查神经是否受到刺激的测试是蒂内尔（Tinel）征检查，它是以法国神经学家 Jules Tinel 的名字命名的。

- 轻拍或叩击受累神经，如图 10.8 所示。
- 如果叩击增加了患者的拇指、示指、中指和环指的一半（桡侧）受影响区域的刺痛感，即为阳性体征。

蒂内尔征也常用于检查腕尺管（见下）或内上髁附近的尺神经，因为这条神经在这里较易显露，也可用于检查胫神经（来源于坐骨神经）是否导致

了跗管综合征。

■ 尺神经病变

如果尺神经存在病变，患者可能会出现小指和环指尺侧的感觉异常。患者还可能存在手指活动困难（灵活性下降），在严重的情况下，小鱼际肌处的肌肉可能会萎缩。和大多数神经系统疾病一样，尺神经病变有很多原因。

有一个有趣的例子，当我教授学生们这种病的情况时，一开始我描述神经起源于颈椎的 C7 和 T1 节段之间。脊柱的这一区域称为颈胸交界处（cervical thoracic junction，CTJ），在这一水平的神经受压可能会导致手部出现相关症状。尺神经是由 C8 神经根与相邻的 T1 神经根联合而成的。从颈胸交界处开始，尺神经进入臂丛并穿过胸廓出口，所以在这个位置的任何卡压都会使症状加重。

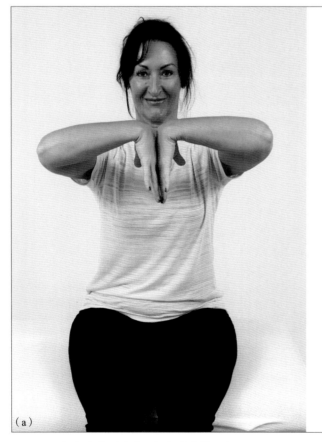
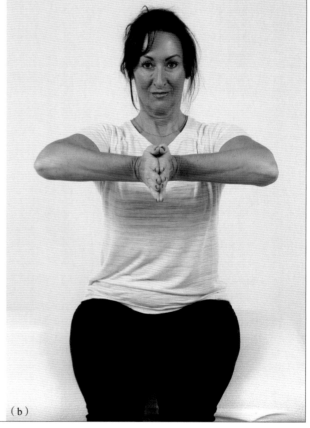

（a）　　　　　　　　　　　（b）

图 10.7　（a）腕掌屈试验；（b）腕背伸试验

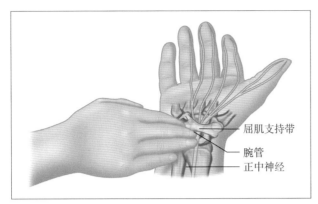

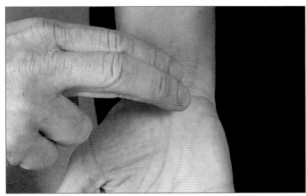

图 10.8 用两根手指叩击正中神经，诱发蒂内尔征。当轻轻叩击神经时，在神经的分布区域会引起一种刺痛感或"针刺感"，即蒂内尔征阳性

然而，重点是尺神经穿过肘管处。肘管是由肱骨的内上髁和尺骨鹰嘴组成的。有一种疾病称作肘管综合征，即由这个特定区域的神经受到压迫而引发的症状。众所周知，因为尺神经在肘关节的内上髁处很容易触及，所以它很容易受伤，大部分的尺骨神经病变都是在这个部位。

随后，尺神经通过前臂，进入腕关节，并继续进入尺侧的通道，即腕尺管，该管道是法国外科医生 Jean Casimir Felix 在 1861 年首次提出来的。腕尺管是手部一条狭窄的通道，位于豌豆骨和钩骨之间，豆钩韧带（通道的顶部）将这两块骨连接在一起，如图 10.9 所示。

有一种"骑手麻痹"问题会影响尺神经，该问题的原因与骑手手握在车把上造成肘关节异常过伸有关，导致在腕尺管处（或稍靠前一些）的神经被卡压和牵拉。主要受此影响的人群里长距离骑行的自行车运动员。

就像腕管综合征一样，你也可以通过检查蒂内

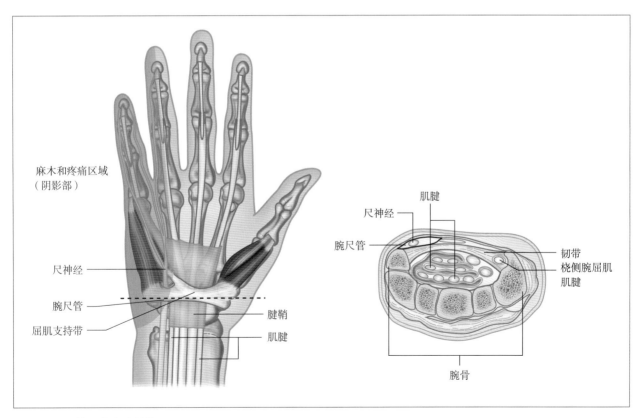

图 10.9 尺神经炎和腕尺管

尔征判断是否存在尺神经病变。

- 轻拍或叩击肱骨内上髁附近受累的神经，如图 10.10 所示。
- 如果叩击加剧了小指受累区域的刺痛感，即为阳性体征。

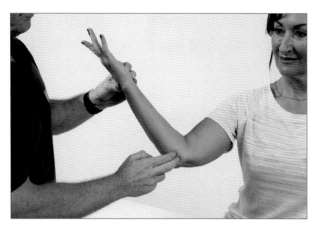

图 10.10 两指叩击肱骨内上髁附近的尺神经，诱发蒂内尔征

桡神经麻痹

案例分析 10.6

我想和大家分享一个有趣的案例研究，这是一个我之前从未见过的桡神经的特殊损伤。许多年前，我在健身房进行举重训练时，我遇到了一位来自牛津大学的美国研究生。他知道我受过医学教育，所以他给我看了他肘部上方的一道伤疤，他说，他参加伊拉克战争时，中了枪，子弹穿过他的肝脏和脾脏，最后从他的肘部出来。令人惊讶的是，他在这次创伤中活了下来，医生首先处理了那些危及生命的损伤，对手臂伤只是简单缝合了一下，直到几个月后才被检查出来存在神经损伤。

子弹基本上直接穿过了他的肱骨，损伤了桡神经，因此他留下了垂腕（手腕无力）的后遗症，如图 10.11 所示。回想一下第三章中关于桡神经感觉支配的内容，桡神经支配着肘部所有的伸肌（肱三头肌）以及所有的腕伸肌。肘部以上的神经受损，自然只影响肘部以下的肌肉，因此肱三头肌的活动和肘部伸展是正常的。然而，很明显，他不能有控制地进行腕伸肌的收缩。

外科医生说，现在重新连接受损的桡神经有点太晚了；相反，他们将前臂的屈肌腱重新连接到了腕关节的背侧，这样它就变成了伸肌。外科医生还缩短了腕伸肌支持带，形成了一种夹板。不管怎样，医生们所做的调整确实帮到了他，虽然他觉得自己在功能和力量方面并不完美。对我个人而言，他的故事令人惊奇，因为伊拉克战争期间我也在那待过（我是英国军队的一名士兵），只是待在那里的时间不同。

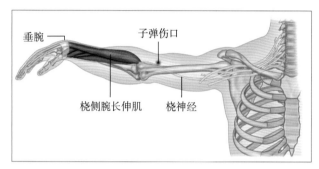

图 10.11 桡神经麻痹——垂腕，枪伤所致。因受损而导致垂腕的关键肌肉是桡侧腕长伸肌

其他桡神经损伤

还有其他类型的桡神经损伤，它们都有不寻常（但很恰当）的名字，比如周六夜麻痹、蜜月期麻痹和腋杖麻痹。

周六夜麻痹

在我服役期间，酗酒似乎是一件自然且频繁发生的事情。当一些士兵喝醉后，可以在任何地方睡着。众所周知，如果一个人睡在椅子上，将手臂架在椅背上，并保持这种姿势几个小时，腋窝处的桡神经就有可能受到椅背的压迫而形成潜在的损伤。

蜜月期麻痹

如果伴侣长时间枕着你的手臂睡觉（比如一个晚上），同样会造成桡神经损伤。

腋杖麻痹

如果腿发生骨折，那么可能会使用腋拐。腋杖麻痹就是因为行走时将腋拐放置在腋窝下造成的。然而，这种拐杖的使用不像之前那么广泛，这自然就意味着这种麻痹的发生减少了。

■ 足下垂

足下垂可以定义为严重的踝和足趾背伸无力，如图 10.12 所示。导致这种情况的原因有很多，我将在后面讨论。

踝和足的背伸肌包括胫骨前肌、拇长伸肌（extensor hallucis longus，EHL）和趾长伸肌（extensor digitorum longus，EDL）。这些肌肉伸展（背伸）踝和足，使腿在步行周期中的摆动相可以很好地进行廓清，此外也稳定了足，为它与地面的最初接触（足跟着地）做准备。在步行周期的支撑相，这些肌肉通过离心收缩（在收缩状态下延长）来控制踝关节和足部的部分旋前（踩平）。

足下垂步态通常也被称为跨阈步态，或者称为拍地足，因为在步行周期中的摆动相，患者为了避免被绊倒，会倾向于使用过度屈髋、屈膝的姿势来步行。这反过来又会导致足自然地跖屈，因为无力的肌肉无法控制踝关节背伸运动，足底部就有可能拍打地面。

我们选择了 3 个具体的案例（案例分析 10.7 ~ 10.9）来强调原发性创伤引发的继发后果。值得注意的是，这 3 种案例初始表现出来的症状是相同的（所有患者都无法背伸踝关节和足），但在另一个方面却有很大差异（导致这种情况的根本原因是完全不同的）。

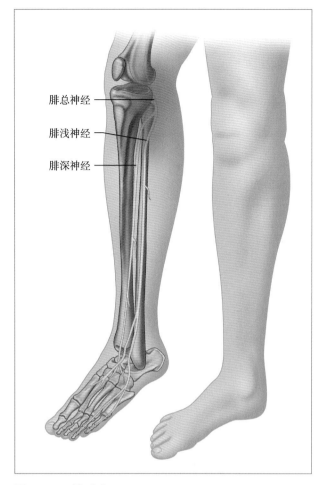

图 10.12　足下垂

案例分析 10.7

一名 24 岁的男性患者出现了踝关节背伸无力。

病史

这是一名橄榄球运动员，在他第一次就诊的前 6 周，在踢球时因铲球动作伤到了足踝。事发时，他感到一阵剧痛，并听到一声断裂声。他被送到医院的急诊科，做了 X 线检查，结果显示胫骨骨折，最终从小腿到膝关节都被打上了石膏，并被要求几周后返回复查。

在 6 ~ 8 周骨折愈合后，石膏被移除，患者开始进行踝和足关节活动度训练。然而此时，他发现踝关节背伸困难，考虑到打了好几周的石膏，最初他觉得这是肌力减弱造成的，并无大碍。尽管他的背伸活动能力非常弱，几乎没有任何动作，但动作本身并没有引起任何疼痛。随后护士告诉他有肌肉力量减弱，并建议他尝试物理治疗。他的母亲没有等待英国国家医疗服务的预约，而是直接为他预约了运动损伤诊所。

案例分析 10.8

一名 22 岁的男性患者出现了踝关节背伸无力。

病史

在就诊的前 2 周，这位运动员在踢足球时遭遇了铲球。他记得自己被踢到了腿的外侧，并感到一阵剧痛向下放射到小腿前侧。

当时，他立即走到球场边上，并冰敷小腿的前侧，因为那是他感觉到不舒服的地方。他还用绷带包扎了受伤的部位。自从受伤后，这位患者就一直难以正常行走。他发现走路时很难把足抬离地面，他形容自己的足在触地时是"拍打"下去的。

案例分析 10.7 和 10.8 的讨论

这两个病例中的两位运动员都表现出完全相同的症状（即不能背伸踝关节），因此都诊断为足下垂。

这可能涉及足背伸的主要肌肉（胫骨前肌）力量下降，或者更严重时，表现出无法收缩，那么就需要考虑控制肌肉的神经是否有问题。这里提到的神经是腓深神经，它是腓总神经的一个分支。腓总神经中有来自 L4 ~ S1 背侧分支的纤维，与胫神经成对构成坐骨神经（L4 ~ S3）。坐骨神经在坐骨大孔处穿出盆腔，走行在梨状肌的正下方。

坐骨神经在大腿远端、腘窝上方分叉形成腓总神经和胫神经，如图 10.13 所示。胫神经一直延伸到小腿的后侧并进入足底表面。腓总神经横向穿过

腓骨小头到达小腿的前侧，分成两个独立的分支，称为腓浅神经和腓深神经（图 10.14）。

腓浅神经支配腓骨肌，然后分支到踝的前外侧区域支配足背的感觉。腓深神经支配胫骨前肌、蹈长伸肌和趾长伸肌，并支配第一、第二趾间的皮肤感觉。

腓总神经穿行的整个区域都很容易受伤，尤其是穿过腓骨小头处。

回到案例分析 10.7 和 10.8。从案例 10.8 中可以很明显地看出，这名足球运动员的腓深神经受到了创伤，因为他被踢到了腿的外侧，这很容易损伤到腓总神经。

然而，案例分析 10.7 则不同。这名橄榄球运动员的确曾受了伤，但他受伤的是踝关节且伴骨折，那么为什么拆除石膏后会出现足下垂？让我们思考一下这背后的临床原因：该患者足下垂可能是由于腓骨小头附近的石膏压力过大而压迫到了腓总神经造成的。起初没有明显的症状，但如果压迫神经的时间超过数周，就会出现足下垂现象。

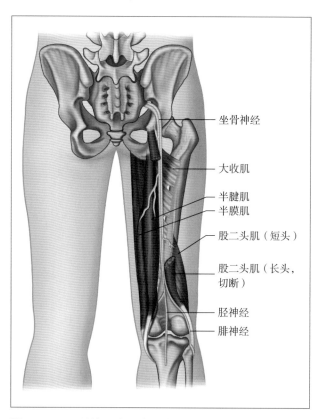

图 10.13　坐骨神经分为腓总神经和胫神经

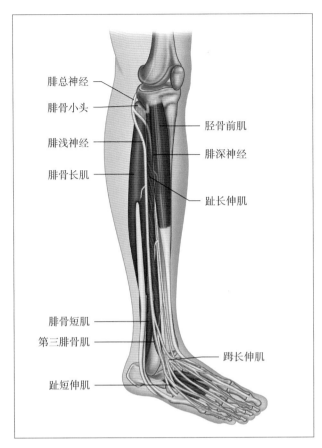

图 10.14　腓总神经分成腓浅神经和腓深神经

案例分析 10.9

一名 45 岁的男性，表现为踝关节背伸无力。

病史

这位先生几个月前给我打过电话，后来他到诊所就诊。他告诉我，之前接诊过他的所有治疗师和医生都说，他足下垂的问题是来源于他的腰部，尤其与椎间盘病变及 L5 神经根的受压有关。这一切听起来都很合理，但这位患者却从未提到有过任何腰痛的症状，也没有提到他的腰椎受到过任何严重的创伤，他认为问题可能来自其他结构。我同意他的观点，也相信他的这些症状不是腰部引起的。果然，几个月后他做了 X 线和 MRI 检查，结果显示没有明显异常，基本上 L4 或 L5 神经根没有受压，或有任何类型的椎间盘问题。

当我评估他的踝关节背伸肌的功能时，没有发现明显的动作。然后我让他试着翘起（伸展）他的蹬趾，任何相关的肌肉都未出现收缩。因此我决定观察腓骨头和胫骨的连接处，这个区域被称为近端胫腓关节，它被归为滑膜关节。因为腓总神经离腓骨头很近，所以我想看看这个关节是否活动受限。我发现这个关节特别僵硬，因此我用了关节松动术来提高其灵活性，此外还对腓骨肌、胫骨前肌、足趾和蹬趾的伸肌使用了一些软组织松动技术。

值得注意的是，几天后，患者说他感觉情况有了轻微的好转，所以我决定把治疗的重点放在胫腓关节的松动和软组织处理上。在接下来的几周和几个月里，我们看到了一些改善。令人欣喜的是在 6 个月后，患者胫骨前肌和伸肌（趾长伸肌和蹬长伸肌）的肌力有了明显的改善。在我确认患者的足下垂症状消失后，就让他出院了。我相信这个患者恢复良好是因为我释放了腓深神经的压力，促进了它的再生。

回顾下第四章的案例分析 4.2，该患者也有足下垂问题，是由近端胫腓关节引起的。然而，不同之处在于，MRI 显示他的小腿外侧腔室有一个囊肿，囊肿长约 7cm，宽约 2cm，并以某种方式包绕了部分腓深神经。放射科医生会诊推测这是由于胫腓关节的滑液渗出造成的。我之所以认为患者总体预后会较差（即使在切除了腓深神经周围的囊肿后，他仍然有足下垂）是因为这个问题已经存在一两年了。

常见腓骨神经的治疗和修复

在阅读了案例分析 10.7、10.8 和 10.9 后，你是否认为治疗师只会试着通过增强肌力来治疗患者？记住，这 3 个病例的根本原因是神经损伤，而不是简单的肌肉力量下降。因此，力量训练不会有太大的效果。

研究表明，腓神经每天能大约再生 1mm。然而，修复也取决于神经受到压迫的时间。如果神经恢复需要超过一年的时间，那么可能会变成永久性瘫痪。此外，距离肌肉几英寸（1英寸≈2.54cm）以上的神经损伤一般恢复不佳，手术可能是纠正或减轻引起足下垂的潜在问题的一种选择。例如，如果足下垂是由腰椎间盘突出导致的神经压迫引起的，则可能需要进行椎间盘切除术（去除与神经根接触的部分椎间盘）来减轻压力。

案例分析 10.10

我最近读了由神经外科医生 Henry Marsh 写的一本叫《善恶双生》（*Do No Harm*）的书。我记得在其中一章，他和一位患者谈论做椎间盘切除术的事情，当时该患者正经历背部和腿部的疼痛。他向患者保证，手术过程相对简单，但他的同事代替他做了这个手术，结果出现了问题。当 Marsh 医生去检查患者的病情进展时，他注意到真正的 L5 神经根已被错误地切断了。相比于有再生能力的周围神经，L5 脊神经根既不能再生，也不能重接，所以现在患者已经知道由于手术失误，足下垂将伴随他一生。

其他可能导致足下垂的原因

在临床实践中，有许多患者有明显的足下垂，但其原因与创伤无关。由于不是所有的患者都参加体育活动，治疗师应该了解运动医学领域以外知识：

- 腰椎椎间盘突出影响 L4 和 L5 神经根
- 椎体滑脱（一个椎体的滑移）
- 筋膜室综合征
- 髋关节置换术
- 膝关节切开术
- 在腓骨头附近进行的针灸疗法

意识是关键

在运动损伤诊所，足下垂并不常见，但当它出现时，一线医生至少应该对可能导致这些症状和体征的潜在情况有一个基本的了解。值得庆幸的是，案例分析 10.7 和 10.8 中的患者由于神经再生能力较好，在相对较短的时间内完全康复。在这两种情况下，休息是为了让自然修复发挥它的最佳功效。另一方面，病例分析 10.9 中的患者表现出了一些改善，但仍然存在足下垂的问题，我认为是损伤的时间太久了，手术干预滞后所致。

在肌肉萎缩的自我预防方面，经皮神经电刺激（transcutaneous electrical nerve stimulation，TENS）有时可以给予帮助。这个装置可以刺激肌肉收缩，从而防止萎缩，甚至可以帮助神经再生，因为电信号可以通过肌肉进行传导。

■ 胸廓出口综合征

臂丛（C5～T1）、锁骨下动脉和锁骨下回流静脉，统称为神经血管束。它们从颈部出发，经过位于锁骨和第 1 肋之间一个叫作胸廓出口的小空间，然后才到达上肢和手。臂丛和锁骨下动脉穿过前斜角肌和中斜角肌之间形成的斜角肌间隙（图 10.15a）。注意锁骨下静脉一般不穿过这个斜角肌间隙，相反，它通过邻近的前斜角肌，并在第 1 肋上形成一个自然的凹槽供静脉通过（图 10.15b）。

这三个结构继续下行（即使静脉开始返回）穿行过第 1 肋上、锁骨下及胸小肌下的位置。毫无疑问，这些脆弱的组织可以在途经的任何部位被挤压。由于这些组织既有神经组织又有血管组织，患者可能出现疼痛、麻木、刺痛、感觉异常或对温度变化的敏感性降低等症状，甚至出现肩部、上臂、前臂、手掌和手指的肿胀。

关于这方面的话题已经写了很多文章，但我觉得需要从另一个角度来讨论。关于胸廓出口综合

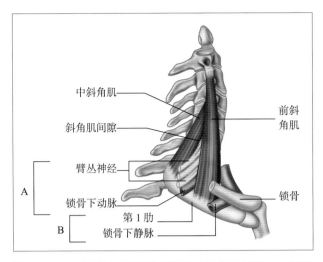

图 10.15　A. 臂丛和锁骨下动脉通过斜角肌间隙。B. 锁骨下静脉及其毗邻的前斜角肌和第 1 肋的凹槽通道

征（TOS）的描述最早见于 1861 年。一名 26 岁的女性出现了左臂的疼痛和缺血表现，尽管当时没有 X 线检查，但医生还是诊断出这位患者的症状由颈肋（C7 椎体横突的异常突起）引起。最终 Holmes Coot 医生成功地切除了患者这根多余的肋骨。

有 3 种不同类型的胸廓出口综合征。

1. 动脉型，由锁骨下动脉受压所致。

2. 静脉型，由锁骨下静脉受压所致。

3. 神经型，由臂丛受压所致。

Rob 和 Standeven 在 1958 年报道了 10 例动脉闭塞病例，他们称之为胸廓挤压综合征，并由此把这个术语引入到了外科文献中。

根据 Vanti 等人（2007）的研究，由于大多数患者都有神经症状，所以非特异性神经源性胸廓出口综合征可能占胸廓出口综合征病例的 85%，常累及尺神经（C8/T1）区域。

通常臂丛下内侧束受累，症状一般与 C8 和 T1 水平的神经有关。尺神经起源于这两个节段的根部，从这些节段又细分出皮神经（支配皮肤感觉），即上臂内侧皮神经和前臂内侧皮神经。C8 和 T1 的皮节主要影响上臂和前臂内侧、手的小鱼际肌区及小指和环指的一半（尺侧）区域。

锁骨下动脉受压（注意这种情况非常罕见）通常与颈肋或第一肋异常引起的动脉狭窄有关，有可能在受压部位以外形成动脉瘤。手部寒冷和血供减少（锁骨下动脉压迫）很可能是刺激了血管的交感神经导致的，而不是锁骨下动脉本身的狭窄（请参阅颈肋部分）引起的。患者可能会出现到以下症状：突然出现手部疼痛和无力、手臂疲劳和麻木、手指刺痛；手指感到冰冷和苍白、感觉减退，手臂和手有伤口，会愈合得非常慢。如果怀疑压迫到了锁骨下动脉，建议立即转诊。由于血液流向甲床的速度很慢，甲床毛细血管再充血试验会显示低的再充血率。或者进行艾伦（Allen）试验（测试血液流向手部的速度，见下文）时，呈现阳性体征。

胸廓出口综合征——特殊试验

艾伦试验

艾伦试验在患者坐位下进行。

- 被动抬起患者手臂，让患者快速握拳几次（正常情况下为 3~5 次）。这一动作将阻止血液流向手部（图 10.16a）。
- 患者紧握拳头，同时按压其手腕桡侧和尺侧动脉（图 10.16b）。
- 放下患者的手臂，让他们张开拳头，同时仍然按住两侧动脉。
- 首先，释放桡动脉（图 10.16c），注意毛细血管再充盈所需的时间。
- 重复整个过程，但此次释放尺动脉并测量毛细血管的再充盈时间。

艾伦试验是一种动脉血管充盈试验，用于患者的远端动脉疾病，排除手部存在刺痛和麻木症状。通过压迫远端动脉和握拳，有效地将血液从手部排出。然后，通过释放一条动脉，测量手部血液再灌注时间，并与正常值进行比较，从而判断各动脉灌注的有效性。艾伦试验有一个重要的缺陷，即手掌浅弓动脉（来自尺动脉）的血液更接近表面，因此比深弓动脉（桡动脉）的血液更容易"充满"。

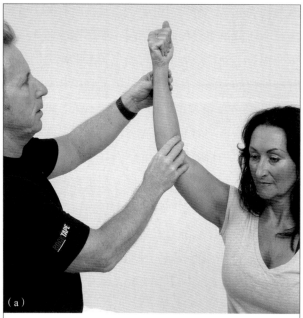

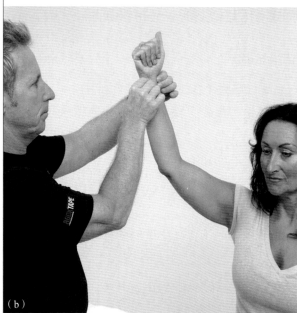

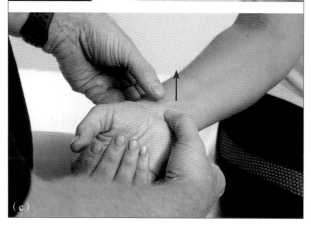

图 10.16 艾伦试验：（a）患者握拳 3～5 次；（b）治疗师同时压迫桡侧和尺侧动脉；（c）桡动脉被释放，记录血管重新充盈的时间

艾德森（Adson）试验

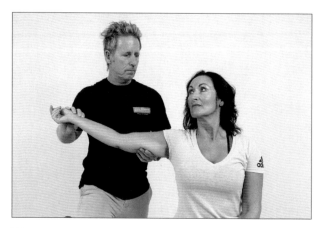

图 10.17 治疗师外旋、外展并水平外展患者的肩关节，在患者吸气时监测其脉搏

艾德森试验（深呼吸试验）在患者坐位下进行。

- 在患者患侧手臂定位并测量桡动脉脉搏。
- 要求患者将头部转向患侧，并将头部和颈部向后伸展。
- 外旋患者肩部，外展 90°，水平外展 10°。
- 从这个体位开始，让患者深吸气并保持，如图 10.17 所示，同时继续监测脉搏。
- 询问患者是否感到手臂或手有任何变化。

艾德森试验增加斜角肌的张力，可能会压迫神经血管束。Gillard 等人（2001）报道说，艾德森试验是胸廓出口综合征常用检查中较灵敏的测试之一，有 85% 的阳性预测值。在该研究中，桡动脉搏动消失或症状重现，都是阳性结果。艾德森试验阳性提示应评估斜角肌并针对其张力过高和扳机点进行治疗。

上臂缺血试验

上臂缺血试验（Roos test）在患者坐位下进行。

- 指导患者肩外展、外旋至 90°，屈肘至 90°（图 10.18a），即所谓的投降姿势。
- 取此体位，嘱患者握紧拳头，缓慢张开手（每 2～3 秒 1 次）。
- 继续试验 3 分钟，或直至患者因疼痛不能继续试验（图 10.18b）。

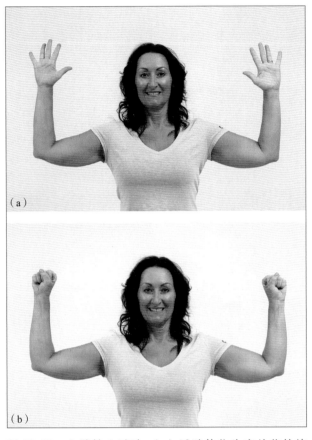

图 10.18　上臂缺血试验：（a）试验体位为肩关节外旋 90° 位；（b）嘱患者张开手，然后握拳，持续 3 分钟

根据 Gillard 等人（2001）的观点，上臂缺血试验阳性是指手臂、肩部、胸部或颈部疼痛的再现；四肢麻木或刺痛或无法握紧拳头。Roos（1996）认为最具特异性的阳性结果是由于疼痛而无法继续完成 3 分钟的握拳。

颈肋和胸廓出口综合征

正常肋骨由上向下与 T1 胸椎至 T12 胸椎相连，因此有 12 对肋骨。然而，如果有一个异常结构位于 L1 或 C7 椎体水平处，即存在一根额外的肋骨，它被认为是导致胸廓出口神经血管受压的原因之一（图 10.19）。颈肋的形状可以表现为一个小的残端或一个从 C7 横突伸出的全尺寸肋骨，甚至可以通过纤维软骨与第 1 肋相连。一些额外的肋骨可以在标准 X 线片上看到，但不幸的是，由于不是所有额外的肋骨都有钙化，有些是看不到的，通常只有通过外科手术才能发现。

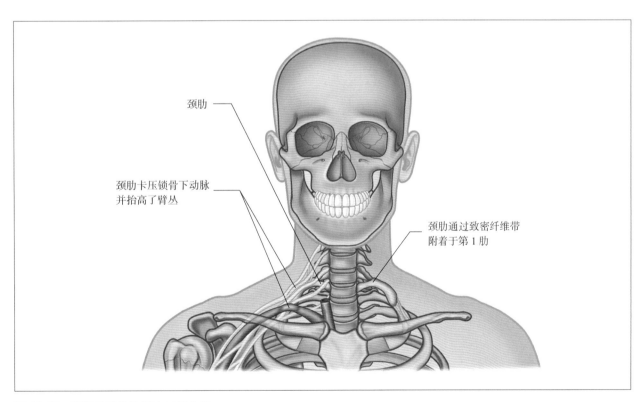

图 10.19　颈肋导致的胸廓出口综合征

前斜角肌综合征和胸廓出口综合征

加州大学神经外科主任 Howard C. Naffziger（1938）认为前斜角肌是颈肋综合征患者神经血管受压异常的关键因素，并由此创造了前斜角肌综合征这个术语（图 10.20）。

胸廓出口综合征是因为肌肉收缩、纤维化或肥大导致前斜角肌的痉挛和缩短。

Mayo 诊所前神经科主任 Alfred Adson（1927）早前采用外科手术的方式切除颈肋患者的前斜角肌。他认为上方的压迫是由于神经血管结构挤压下方的骨性结构，所以他认为切除肌肉比切除颈肋更安全。

事实上，问题在于我们在生活中总是使用斜角肌，所以它们很容易变得又短又紧。比如我们焦虑时就可能会用上胸部进行呼吸，而不是膈肌。又比如一个人的姿势不好，并且已经养成了头前倾和圆肩姿势，此时胸廓出口的结构可能就会受到影响，并会在缩短的斜角肌内形成扳机点。

肋锁挤压综合征和胸廓出口综合征

从位置来看，锁骨平行于第 1 肋，这两个骨结构之间形成的空间狭小。一个相对快速测试锁骨是否压迫下方肋骨的方法是采取军人姿势或"警察站岗"的姿势，如图 10.21 所示：肩膀向后向下压的同时胸部挺起，双臂伸直。这种夸张的伸展姿势会牵拉并压迫神经血管束（图 10.22）。

治疗师还可以在患者采取军人姿势的同时，触诊其桡动脉的搏动。如果这种姿势压迫神经血管束，则会加重患者的症状，可以推断是锁骨压迫到了第 1 肋。然而，在个别情况下，胸小肌也可以参与压迫。如果患者之前有过锁骨骨折，选择保守治疗进行修复，此时形成的骨痂可能是患者出现胸廓出口综合征症状的原因之一。

1998 年，Plewa 和 Delinger 报道说阳性测试结果应统一考虑：桡动脉脉搏的消失是最不具有特异

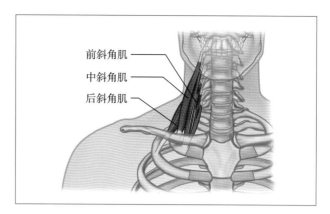

图 10.20　前斜角肌综合征导致胸廓出口综合征

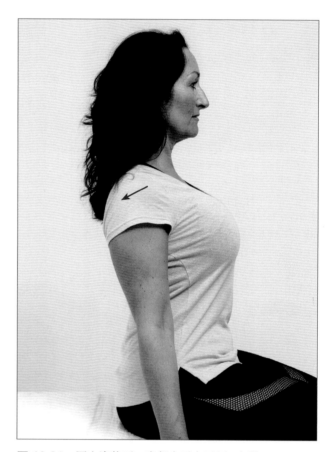

图 10.21　军人姿势下，肩部向后向下压，挺胸

性的（最有可能是阳性，即使在无症状的患者身上），其次是出现感觉异常，而最具特异性的则是出现上肢疼痛。

过度外展和胸廓出口综合征

肩关节的外展伴末端范围的屈曲（图 10.23）运动与胸廓出口综合征密切相关。这种特殊的体位

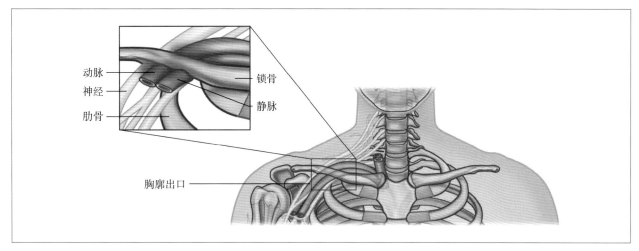

图 10.22　肋锁挤压综合征导致 TOS

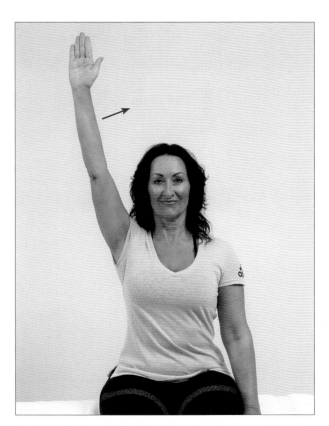

图 10.23　外展伴随末端范围的屈曲导致神经血管束受压

可能是患者每天或经常需要放置手臂的位置，也可能是这种持续的体位损害了神经血管束。

想象一个每天在建筑工地工作的电工，他负责安装和连接天花板上的电路，这意味着他每天都会长时间地将胳膊抬高举过头顶好几个小时。尽管这个位置可能导致了患者的症状，但我们仍可以利用它来评估过度外展位是否会加剧胸廓出口综合征

症状。

在这种外展、前屈体位，锁骨会靠近第 1 肋，且胸小肌也与此相关，因为神经血管结构直接穿过胸小肌及下方的肋骨。正是在我们所讨论的这个体位下，导致这些结构被挤压。

胸廓出口综合征

胸廓出口综合征（PPT）

过度外展试验在患者坐位下进行。

- 将患者手臂保持在过度外展位，并触诊患者桡动脉（图 10.24）。
- 在监测桡动脉脉搏变化的同时，询问患者是否感到任何症状。
- 监测脉搏时，需要保持该姿势至少 30 秒（通常情况下）。

当手臂处于外展位时，胸小肌的肌腱被拉伸，可能会压迫腋动脉（延续自锁骨下动脉），从而降低桡动脉搏动的强度，并可能诱发出症状。

Malanga 等人（2006）认为该试验可以挤压肋锁间隙，导致神经血管束受压。

Novak 等人（1996）提出，可以通过用手按压锁骨上方斜角肌之间的部位来直接给臂丛加压，以此作为加强测试（图 10.25）。

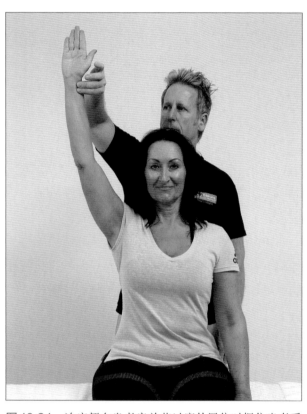

图 10.24　治疗师在患者肩关节过度外展位时握住患者手臂，同时触诊桡动脉搏动

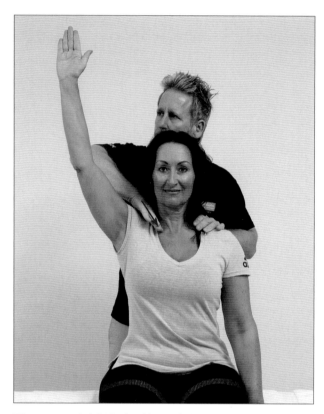

图 10.25　治疗师向臂丛神经施加向下的压力

第十一章

肌骨疼痛鉴别诊断的案例分析

在本章，我将分享几个案例，希望你们会感兴趣。大多数案例都是我在牛津大学诊所接诊的真实患者。我常年在运动医学和手法治疗领域授课，逐渐发现许多物理治疗师一味地追求治疗患者的疼痛部位，而不考虑引起疼痛的根本原因，亦或只关注疼痛症状，因此，我觉得有必要跟大家分享这些案例。在医学文献中有详细的描述：系统性疾病引起的疼痛可能通过神经系统牵涉特定的肌肉和关节。这些牵涉模式最常影响背部和肩部，但也可能出现在胸廓、胸椎、髋部、腹股沟，甚至骶髂关节。

所有治疗师都应全面记录每位患者的病史，然后将他们的主观病史和客观指标联系起来，以判断是否需要转诊，这一点非常关键。治疗师应进行系统检查（心肺、胃肠状况等），并且要熟悉不同类型的疼痛、特定的疼痛模式。以及任何可能源自其他系统的体征或症状，这些都可能潜伏在肌肉骨骼系统的问题之中。

我在牛津大学的诊所讲授硕士课程，听众一般都是来自世界各地的学生，这使我感到十分荣幸。在这些课程中，我经常讨论肌肉骨骼疼痛的鉴别诊断，但令人失望的是，我发现许多物理治疗师对人体的结构和重要器官（内脏）了解很少，而这些组织和器官的疾病可能是导致患者出现症状的潜在因素（或者至少与其相关）。

随着医学专业人员日积月累地学习，专业知识愈加丰富。但我依然希望本章内容能引起所有读者的重视，尤其是很多疾病可以通过神经系统影响身体其他部位并引起疼痛和其他类型的症状。因此，学会鉴别肌肉骨骼引起的疼痛与内脏疾病引起的疼痛非常重要。为什么？因为这两种类型的疼痛很容易彼此混淆，下面将详细介绍。

我对肌肉骨骼系统评估的原则是 KISS 原则（本书第九章中已描述），这与我多年来学习整骨技术的方法一致。换句话说，就是在讨论患者现有症状时，尽量不要把事情复杂化。如果我们正确地询问患者，就有可能获得正确的答案。同样的原则也适用于主观评估——如果可能的话，尽量系统地选择合适的检查方法，而不是使用所有检查方法。

如前所述，案例分析 11.1 ~ 11.11 所涉及的主要是我在牛津诊所接诊的患者。希望读者思考这些案例中的一些关键因素，在主观资料和病史中找寻线索。基于个人对患者每一项主诉的看法，你能够梳理出一些临床假设，但在此之前，请先思考可能引起患者疼痛的原因。

■ 吞咽食物引起的异常反应

案例分析 11.1

几年前我教过一位住在英国牛津郡的学生，他请我去看他的一位患者，因为没有人能帮助这位患者缓解症状。他的症状非常罕见，我在此之前从未遇到过。基本上这位患者在每次吞咽食物时都会感到左前臂疼痛！这种现象已经持续了两年多。他看过很多专家，但他们都很困惑，没有找到他出现这些症状的原因。他甚至找了两位不同的外科医生分别对他的喉部、食管和胃都进行了影像学检查，但最后都没有发现任何问题，也无法解释他的症状。尽管不确定要在哪个结构上做手术，但这两位外科医生都认为手术可能有帮助，当然，也可能缓解不了他的症状。

最初我收到他的邮件时，我首先想到的是：问题可能来自颈椎，特别是我在分析来自他前臂皮肤的疼痛时。如果这样的话，问题是否可能来自C6甚至C7神经根水平？患者说几周前他进行了MRI检查，没有什么特别发现；但是MRI报告结果显示C6、C7水平的椎间盘向左侧椎间孔突出，与C7左侧神经根接触。

坦白地说，我以前从没遇到过这种情况：这些症状对我来说是陌生的，但我确实觉得这很有趣。也许，只是也许，这与吞咽有关，不知是何原因，吞咽加剧了椎间盘突出，随后牵涉到他前臂C7皮节区域。

在评估方面，患者上肢左右两侧C5、C6、C7神经反射正常（2++），甚至C5~T1神经支配的所有关键肌的肌力也正常（5级）。这就有点令人困惑和失望，因为这与我想得到的一些评估结果明显不符！然而在触诊时，我确实感觉到他的颈椎下部的左侧在C6、C7附近活动受限。我开始对C6、C7区域进行脊柱复位，随之可听到关节碰撞发出的声响。

几天后，该患者发短信告诉我，他感觉症状有所缓解，但症状依然存在。令我感到高兴的是，在那之后我见过这个患者几次，他的症状总体有所改善。

案例分析11.1中的情况给我留下了非常深刻的印象，影响我多年，尤其是我已经遇到并讨论了成千上万个特定案例时。我认为每个患者都有自己

独特的故事可以讲述。我认为在此案例中，我至少能够通过我的治疗方案帮助患者减轻一些症状。这个患者仍然来诊所接受治疗，因为当他吞咽食物时症状仍然存在。他希望通过持续的治疗，症状能有所改善。

■ 肩外展诱发耸肩

案例分析 11.2

该患者是一名45岁的男性，他来到诊所对我说，如果不通过耸肩动作来代偿，他就无法做到肩外展。他每天早晨起床后，做的第一件事情就是在地板上做50个俯卧撑。但是，大约在与我预约的3周前，他像往常一样做俯卧撑，但在第4次重复时，突然感到肩部疼痛，而且手臂疼痛剧烈，因此不得不停止做俯卧撑。

当我进行评估时，特别要求他向我演示他做不到的动作，他尝试做了肩关节外展，甚至只是微微前屈肩关节。我发现三角肌没有主动收缩，而其他的肌肉，如冈上肌和胸大肌都过度代偿。也许三角肌无法收缩就是他不能抬起手臂的原因。同时在三角肌止点上方（"袖章"区）患者也出现奇怪的感觉。举一个例子：如果我轻轻地触碰这个区域（如用一片棉花或我的指尖），患者手臂会后缩并且感觉非常疼，即使我非常轻柔地触碰他。

我针对该患者症状提出的假设是：某个动作（可能是俯卧撑）导致肱骨头的活动增加，随后损伤了腋神经。该神经支配三角肌和小圆肌。这就解释了为什么在"袖章"区会出现奇怪的症状（参考第十章）——这个特定区域与腋神经有关。在治疗方面，我建议他尝试关节松动和软组织技术，神经有望再生，尽管这种愈合机制可能需要几个月的时间（回想一下，神经再生大约是每天1 mm，或每月2.5 cm）。我很高兴，情况确实如此，因为4个月后，患者的运动水平和力量均完全恢复。

对于案例11.2，许多理论基础较强的治疗师们可能会说，C5 神经根（在 C4、C5 椎体节段之间）的问题也会导致肩外展无力，这是一个完全正确的理论。然而，C5 肌节也能控制肘关节的屈曲，而该患者的肱二头肌能进行强有力的收缩。此外，C5 神经支配的其他肌肉，如冈上肌或冈下肌，也未出现肌无力的情况。因此，在这种情况下，这位患者的情况不可能是由 C5 神经根的问题引起的。

我在军队服役时曾是一名汽车电工，我将腋神经比作汽车上的侧灯或指示灯：如果灯泡坏了或电线被切断（短路），灯就会停止工作。以腋神经为例，如果支配三角肌和小圆肌的神经（电线）受损，随后会导致神经通路阻断，肌肉活动受到抑制（灯泡熄灭或变暗）。结果，这些受影响的肌肉会很快出现力量减弱并开始萎缩。然而，身体（汽车）的其他区域都会正常工作，因此一开始你可能不会注意到该问题，但过不了多久，你就会意识到这个问题。

■ 腋窝疼痛限制健身活动

案例分析 11.3

一位 49 岁男性患者，6 周前无明显诱因出现左腋下（腋窝区）疼痛，放射至左前胸。夜间疼痛加重，患者难以找到减轻疼痛的体位。他认为锻炼加剧了腋窝区域的疼痛，因此减少了锻炼。肩关节和颈椎的主动活动并不会引起疼痛，也没有表现出任何活动受限的迹象。

病史

患者进行了心脏检查，包括心电图（electrocardiogram，ECG），一切正常。一年前他有过食管裂孔疝病史，正在服药治疗。

提出假设：

- 肩袖拉伤？
- 颈部牵涉痛？

- 前锯肌拉伤？
- 冻结肩（粘连性关节囊炎）？
- 肺、肋骨、肋间肌问题？
- 淋巴结肿大？

在讨论我的结论之前，首先有必要排除上面列出的假设。结合患者病史，值得注意的是，他的肩部和颈椎活动无特别受限，活动也没有引起疼痛或加重任何症状。没有外伤史或肌肉过度使用的病史，因此可以排除肌肉问题。呼吸、咳嗽或打喷嚏对他的疼痛没有影响，因此可以排除椎间盘、肺、肋骨的问题。腋窝没有明显的肿胀也没有感染，因此我们可以安全地排除淋巴结炎症的可能。

我在他的病史中找到线索：他晚上会感到疼痛，更重要的是，他找不到一种姿势来缓解症状。这通常被称为红旗征，需要进一步评估，因为它可能提示肿瘤（癌症）。但是，该患者没有其他症状，除了腋下疼痛之外非常健康，所以我认为在这个阶段没有必要转诊。

我的诊断假设是：食管裂孔疝引起了他的夜间疼痛，因为这种牵涉症状是通过交感神经系统牵涉至中段胸椎（参考第二章）。这提示症状更可能来自中段胸椎。我当时考虑症状是通过胸椎转移到腋窝。这就是所谓的内脏－躯体功能障碍（内脏＝“器官”；躯体＝“身体”）。患者对主要集中在胸椎的手法治疗以及对日常饮食的调整反应较好。

■ 扰乱睡眠的肩上部疼痛

案例分析 11.4

一位 40 多岁的中年女性，临床症状为右肩上方疼痛，特别是在斜方肌上部区域。这种情况已经持续好几个月，但没有任何明显的诱因。这位女士白天没有觉得疼痛，但在晚上睡觉时，右肩疼痛明显加重，以至于她会醒过来吃药，然后重新入睡。她还提到中下段胸椎有些不适，但肩痛是最主要的问题。

在进行体格检查时，我要求这位女士尽量在无痛范围外展肩关节，让我感到惊讶的是，肩关节很容易就能达到180°的全范围关节活动。同样肩前屈也可以达到180°的全范围关节活动。然后我让她将手臂前后向环转，再次让我吃惊的是，完成这些动作时没有疼痛，也没引起任何症状。鉴于患者可在全范围做肩关节外展和前屈，我认为不可能存在任何潜在的与肩关节复合体相关的肌肉骨骼问题。

接下来的一两句话可能听起来有点奇怪，我问了患者以下问题：当你上厕所时，你有没有注意到你的大便是浮在水面上，而不是沉到马桶底？不出所料，这位女士看上去有点吃惊，但回答说："你这个问题真滑稽。是的，我上厕所的时候，我的粪便确实浮起来了。"

在我继续分析本病例前，想想为什么我会问这个莫名其妙的问题——你认为我在想什么？在回答这个问题之前，我想提一下我在学习整骨疗法时学到的一些知识。有一节关于物理治疗中肌肉骨骼疼痛鉴别诊断的课程，非常吸引人，而且我记得很清楚，因为我对这个话题非常感兴趣。这位讲师谈到了一位女性患者，她向他主诉了右肩疼痛，令人惊讶的是，她在所有测试的动作中都没有任何疼痛。讲师接着讨论了所谓的"4F"，即女性（female）、白皙（fair）、肥胖（fat）和40岁（forty）。你可能会猜出，这些短语和一个白皙、肥胖、接近中年的女士有关。该患者确实符合这些特征。

简而言之，这位讲师说道：如果患者因右肩疼痛来到你的诊所，并且符合上述4个特征，那么你需要考虑胆囊问题可能是患者出现右肩疼痛症状的潜在原因。导致这种情况的常见原因有胆囊炎和胆结石。

此时此刻，我希望能激起你的求知欲望，让你想要获得更多关于这个问题的基础知识。希望你现在在大脑中找到以下问题的答案："胆囊问题是如何引起右肩疼痛的？"

这种联系源于膈神经与胆囊的关系。膈神经支配呼吸肌的核心组成部分，即膈肌（它是肌腱结构而不是内脏）。这条神经从C3、C4和C5水平发出，有一个简单的记忆口诀："C3、C4、C5，维持膈肌运动"（见第三章）。同时这与脊髓损伤有关，如果脊髓损伤水平在C5以下，则可独立呼吸，但是如果损伤节段高于C3水平，可能需要进行辅助呼吸。另一方面，膈肌的外周部分受下方6条肋间神经支配，因此不会导致肩部疼痛。

胆囊炎

现在让我们看一下胆囊炎的情况。由于胆囊靠近膈肌和膈神经（图11.1a），因此当刺激神经系统的信号出现时，信号随后被传递回C3～C5区域的神经起点。如果你观察膈神经的神经支配和皮节分布图，你会发现C3～C5实际上覆盖了上肢的区域，尤其是肩部区域（图11.1b）。

注意：肩部上方的疼痛是由锁骨上神经（C3、C4）引起的，受刺激的是由膈神经支配的腹膜。锁骨上神经不是引起疼痛的结构，而是激惹了由躯体神经支配的上腹膜。

膈肌引起的疼痛通常在肩胛骨上角附近、肩胛上窝，甚至斜方肌上部处出现，当患者咳嗽、打喷嚏或深呼吸时可能会加重症状。注意以下几点：如果胆囊出现病理性问题，右肩疼痛的概率就会增加，因为疼痛信号会传回至颈椎，然后感觉输入接着会传递到周围神经，然后传递至皮节。

我们可以将这看作是一种牵涉痛模式。举个例子：某人患有心肌梗死（心脏病发作），他会觉得胸部中央剧烈疼痛，但一般来说，患者会描述其他部位也有感觉到疼痛，如中胸段、左臂和手，甚至在左侧面部和下颌。

举一个心脏病发作的例子：想象一下，你在周一早高峰时间乘火车去伦敦，到达帕丁顿车站。数百人都会同时下车，售票员会引导人群通过正确的

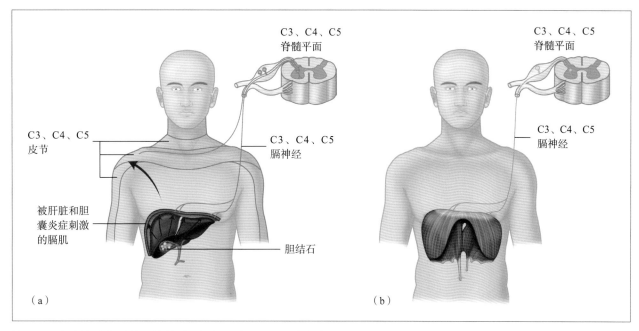

图 11.1 （a）胆囊与膈神经的关系；（b）上肢和膈肌对应的皮节

车门（将人流与胸痛联系起来）。然而，由于下车人太多，人们排起了队，现在售票员将一些人分散到另一个车门（左侧的面部和下颌）。如果这些车门也变得拥挤，人们将被重新引导至另一个车门（臂部和手），这可能需要多走几分钟。我希望这个比喻对你来说有参考意义。

简而言之，如果胆囊发炎，疼痛会通过膈神经传递到右肩，以及胸椎中下段区域。这是由于交感神经腹腔部分支配胆囊。此外，由于胆囊靠近腹部，患者可能会感觉到腹部右上象限的肋下缘疼痛。

右侧肋下缘（肋骨）下有一小块区域，触诊时（特别是患者吸气时）可引起压痛、反跳痛（图 11.2），这被称为墨菲（Murphy）征，是胆囊发炎的阳性表现。如果在左侧做相同的操作，患者没有疼痛感。

胆囊疾病（PPT）

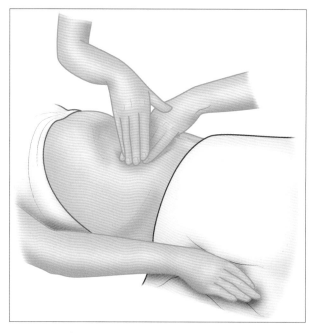

图 11.2 墨菲征——触诊有压痛、反跳痛，表明胆囊有问题

结论

关于案例分析 11.4 中的女士，我向她说明，我认为胆囊问题是导致她右肩疼痛的原因，同时也是她中下段胸椎不适的原因。我跟她讨论了胆囊的功能，如分解脂肪类食物等，并解释如果这个器官功能出现异常，大便会浮在水面上。我还通过解剖

书籍和图表向她解释了胆囊问题如何通过膈神经引起右肩疼痛的。

我写了一封信给患者的医生，阐述了我的发现，患者被转诊到一位胃肠科医生那里，医生确诊其为胆囊疾病，并在适当的时候切除了胆囊。该患者在手术后几周与我进行了会面，我很高兴看到她的肩部和胸部的疼痛消失了。

这种情况称为内脏-躯体功能障碍，因为内脏（器官）是引起躯体（身体）疼痛的潜在病因，在该病例中受影响的是右肩。

对于胆囊疾病患者，在吃了油腻的食物后还会容易出现右上腹部疼痛及恶心、呕吐。他们可能还会出现黄疸、低热和体重减轻，特别是在患有某种癌症的情况下。

肝脏与胆囊的关系

肝脏可出现肝硬化、肿瘤、肝炎等疾病，并且肝脏与胆囊和胆总管相连。这些器官的疾病通常会在右肩和斜方肌上束区域引起肌肉骨骼症状，因为肝脏疾病会影响膈肌的中央部分、胸椎和肩胛骨上部区域（图 11.3）及腹部右上象限区域。肝脏是某些原发癌（如胃、肺、胰腺和女性乳房）的最常见继发转移部位（尤其是 50 岁以上的男性）。

来自肝胆系统的交感神经纤维通过内脏和腹腔丛相连，起源于胸椎，因此肝胆疾病可引起肩胛骨区域疼痛及肋间疼痛。内脏神经突触与膈神经相连，因此在右肩区域产生疼痛。

从专业角度看，物理治疗师可能是此类患者的首诊人员，并且容易误认为这是非常简单的右肩肌肉骨骼问题。治疗师应记录详细的病史，密切观察患者的外观和健康状况，并寻找任何可能出现的明显皮肤变化。物理治疗师问诊需要多样化，并提出一些与泌尿和胃肠道系统相关的非肌肉骨骼问题。例如，肝胆系统的功能之一是将血红素代谢产生胆红素并以胆汁的形式排入消化道，从而使粪便呈现天然的褐色。如果由于某种病理原因，这些系统失

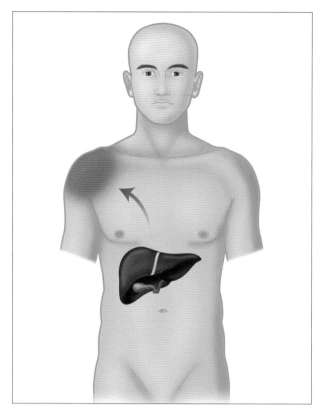

图 11.3　疼痛部位来自肝脏、胆囊和胆总管

去了生成和排出胆红素的能力，那么血液中的血红素会经肾脏排出，尿液的颜色也会改变，变深，就像可乐或茶的颜色，而粪便会从正常的褐色变浅，甚至变成陶土色。

■ 橄榄球赛后肩部疼痛

案例分析 11.5

本案例的患者并没有直接来诊所就诊，而是我在肩关节课程培训时由一个学员提起的。我认为非常有趣，应该把它呈现出来，因为我相信它有助于了解牵涉痛的其他原因。

该患者是一名年轻男性，在一个星期天下午打橄榄球时，他被拦截并重重摔在地上，身体左侧着地，感觉喘不过来气。全程为比赛提供医疗救助的物理治疗师为他提供了一些简单治疗，并建议他最好是离开球场休息一会儿。赛后，该球员主诉左肩疼痛，治疗师认为他可能损伤了肩袖，并告知其应

进行肌力训练。

　　尽管度过了一个平静的夜晚，但这位球员第二天醒来时发现左肩疼痛加重，可他仍然坚持去上班。当他坐在办公桌前时，他昏倒了，被立即送往医院急诊科，在那里他被诊断为脾破裂。

　　回想一下之前讲到的膈神经与各器官的关系。与此病例相关的是脾脏位于身体的左侧，与右侧胆囊和肝脏的水平相似。脾脏受损或破裂也可能导致疼痛，但这次是左肩疼痛（图11.4），而不是像之前的案例分析11.4那样发生在右肩。然而，由于与膈神经的关系，C3~C5皮节仍然受累，随后牵涉痛转移至左肩区域。

　　治疗师会遇到很多问题，尤其是在运动损伤方面，当运动员抱怨肩部疼痛时，很容易诊断为肩袖撕裂。但是，如果物理治疗师对运动员进行了充分的评估，他们可能会发现肩关节外展、前屈活动正常且没有任何疼痛。这本身应该是一种医疗转诊的红旗征。

　　此外，该患者有具体的外伤史，症状突然发作，特别是左肩疼痛。因此，在这种情况下了解患者的病史非常有意义，并且可能建议初步转诊，以便至少征求第二种意见。一种被称为克尔（Kehr）征的症状与肩顶部疼痛有关（图11.5），而左肩痛的最常见原因是脾破裂。

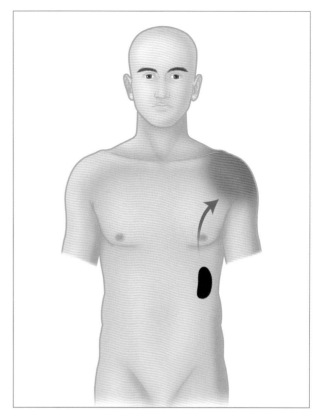

图11.4　疼痛来自脾脏问题

■ 慢性肩痛伴灵活性丧失

案例分析11.6

　　一位68岁的女性患者被当地医生转诊到一家物理治疗诊所治疗慢性肩痛。她右肩关节剧烈疼

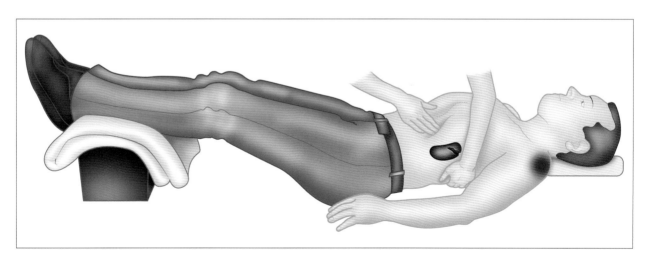

图11.5　克尔征与脾脏的关系

痛 12 周，同时疼痛放射至肩胛骨下方、右侧腋窝和右侧胸壁周围。患者呼吸急促，并在深呼吸时疼痛加剧和胸闷。走一小段路后，坐或在床上翻身疼痛都会加重。在进一步询问之后，她还表示，由于身体不适，她的食欲有所下降，睡眠也同样受到了影响，并且她是一个长期的重度吸烟者。

经过评估，该患者的肩关节活动度正常，但存在颈椎、胸椎的部分活动受限和疼痛，这可能是由与年龄相关的退行性改变引起的。患者无手臂疼痛或感觉异常；但她提到她的右手有抓握无力、灵活性丧失的症状，并且感觉手臂"不属于"她。然而，在神经系统检查中，反射检查没有问题，也没有出现与 C5~C7 肌节相对应的上肢肌肉肌力减退的情况。

该患者有私人医疗保险，因为担心自己的症状，她要求尽快进行 MRI 检查而不是常规的 X 线检查。医学诊断为大的肺上沟瘤（Pancoast tumor）可能是肿瘤压迫下臂丛神经 C8/T1 影响尺神经，导致手的灵活性丧失）。不幸的是，因为肿瘤过大而无法手术，所以医生进行了姑息治疗，几个月后该患者去世了。在这个案例中，因为肿瘤并未压迫椎旁的交感神经，所以患者并没有出现霍纳（Horner）综合征。

■ 右肩痛伴咳嗽

案例分析 11.7

这个案例是我一位 42 岁的邻居，他的妻子将他介绍给我，因为她的丈夫总是抱怨右肩疼痛，尤其在斜方肌区域，但却无能为力。这种情况已经持续几个月，她怀疑可能是颈部问题，因为他偶尔会出现颈部疼痛。因为我住在他们附近，她觉得应该来找我治疗。不过，当时我在国外授课，我说回来后就去见他。

大约 1 周后，他的妻子给我发了封电子邮件，

说她丈夫现在一直咳嗽并且伴随疼痛，问我怎么处理。我立刻告诉她需要马上去医院做进一步的检查，因为我认为必须进行肺部 X 线检查，以排除任何不良情况，特别是当他出现了新的症状，而且他以前抽烟。

不幸的是，我的推测是正确的，患者被诊断出患有 Ⅲ 期肺上沟瘤。确诊后，他接受了化疗和放疗，幸运的是几个月后，他痊愈了。然而，这个患者的生活已经完全改变（也许从某种程度上说是好事）：他不再认为任何事情都是理所当然的，因为他意识到生命是如此短暂，随时都可能被夺走。

仔细想一想此案例，我对所有学生说：对于患者最初呈现的情况，表面上看，从评估和后续治疗斜方肌上部区域及颈部的角度来讲，似乎很简单。如果我不知道他的骨骼肌疼痛是由什么危险因素引起的，我也同样会对肌肉进行治疗。然而，当他提到持续且痛苦的咳嗽时，事情就发生变化了，因为这绝对是一种危险情况，这表明医疗转诊是必须的。

肺癌（肺上沟瘤）

美国放射科医生 Henry Pancoast 描述了一种名为肺上沟瘤的肺癌，其主要位于右肺或左肺的肺尖部（图 11.6）。我在此阐述肺癌和肩关节的原因是因为它涉及下段臂丛神经和锁骨下动脉。随着肺上沟瘤的生长，肺尖部区域的神经和血管可能会受到影响，可能出现类似于胸廓出口综合征的情况。因此，患者可出现肩部、腋窝、肩胛骨、臂部和手部疼痛，以及手和手臂肌肉萎缩或无力。由于这种类型的肿瘤位于肺尖，它不太可能引起肺癌的典型症状，如呼吸短促、持续咳嗽和咯血。

通常，由于交感神经节受压，肺上沟瘤晚期会引起霍纳综合征（图 11.7）。肺上沟瘤比较严重的症状包括上睑下垂、瞳孔缩小和一侧面部无汗（无汗症）。其他症状包括不明原因的体重减轻、食欲

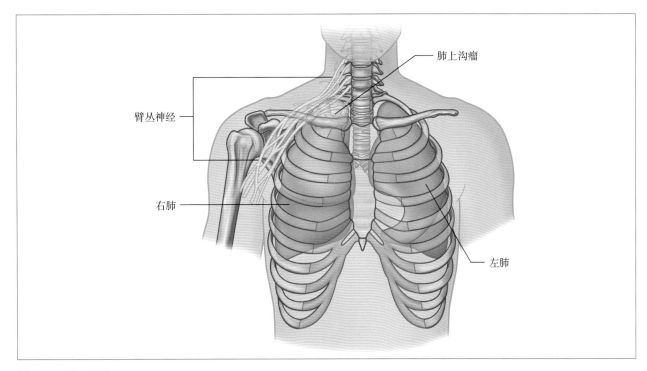

图 11.6 肺上沟瘤

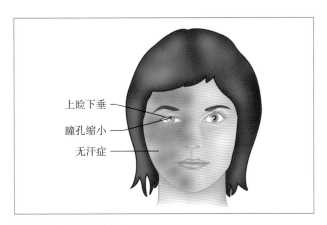

图 11.7 霍纳综合征

不振、疲劳、睡眠障碍、胸闷、手臂或手部无力及由于血管收缩乏力而引起的脸红。

■ 喝啤酒和吃咖喱后上背部疼痛加剧

案例分析 11.8

一位二十多岁的男性患者来我的诊所就诊，主诉中下段胸椎疼痛。他意识到自己的右肩有些部位不太正常，但他说不出具体的情况。这些症状持续了好几个月，而且感觉不会很快消失。

在进行体格检查时，我问他是什么原因加剧症状，他笑着说，"啤酒和咖喱"似乎让他的症状加重了。我问多久吃一次，他说每天晚上都会喝几杯啤酒，并且喜欢经常吃辣的咖喱。

首先，我对该患者进行胸椎区域的评估，发现在 T4～T9 区域存在明显的脊柱活动受限和压痛。我还注意到，在轻微的触诊之后，覆盖在脊柱 T4～T9 区域的皮肤发生了营养性变化（干燥、鳞片状、丘疹样），并且充血很快（皮肤发红）。覆盖在胸椎的肌肉摸起来非常紧实，我认为是由于张力亢进引起的（在收缩增加的状态下）。

我建议该患者去看全科医生，因为我觉得他有可能患有消化性溃疡，这是他出现症状的原因（图 11.8）。我也说物理治疗在这种情况下可能没有任何意义。患者几周后打电话给我，确认了我的推测，病因是幽门螺杆菌（H.pylori）引起的感染。他进行了针对感染的药物治疗，我建议他应该减少日常饮酒和进食咖喱。我希望他能很快康复。

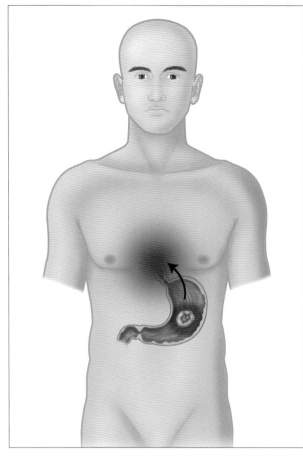

图 11.8　胃溃疡和胸部疼痛

在此案例中，患者胸椎区域的皮肤营养性变化与来自胃和小肠的交感神经受到过度刺激有关，这种情况称为交感神经紧张综合征（交感神经系统的兴奋性增加）。这种情况会改变胸椎周围肌肉的张力，同时也会影响皮脂腺和毛囊的功能。在患者的医疗记录中，我记录为内脏 - 躯体功能障碍，这是导致躯体疼痛的原因，而潜在的原因更可能是消化性溃疡。

胃和小肠（十二指肠）疾病都可能引起右肩疼痛，尤其是在肩胛骨上角、肩胛上区和斜方肌上部。幽门螺杆菌感染通常被认为是导致大多数消化道疾病的主要原因，尤其是胃或十二指肠溃疡相关的疾病。大约 10% 的消化性溃疡是由长期服用非甾体消炎药（NSAIDs）引起的，如布洛芬、萘普生和阿司匹林，通常这些药物需要长期服用以治疗关节炎类疾病。

物理治疗师必须时刻关注患者除肌骨问题之外的其他体征和症状，因为位于上腹部或上腹部中线的疼痛，以及右肩部的疼痛，可能由胆囊和肝脏及胃或小肠疾病引起。在病程的初期，正确的问诊是必须的，因为几乎可以肯定的是，患者一定还存在与上述器官有关的其他体征和症状。例如："疼痛是否会在特定的时间发生变化，如吃饭的时候？"或"你有没有注意到你的大便特别黑？"（黑便可能与上消化道或小肠出血有关）。

■ 左锁骨上方肿胀

案例分析 11.9

我有一位认识了十多年的好友，我叫他 Mark（为了隐藏他的真实身份，我使用化名）。Mark 是一名生活在威尔士的物理治疗师，在他快 60 岁的时候，他决定预约一个结肠癌的检查；不幸的是，他的检查结果呈阳性。在接下来的几个月里，他接受了持续的化疗和放疗，切除了大部分结肠。我在 Mark 确诊一年后见到他，他完全变了一个人：体重下降了 26 kg 以上。几个月过去了，似乎一切治疗都进展顺利。

那年 11 月，Mark 和我一起去牛津参加一个培训，他提到了左锁骨（锁骨上窝）上方有一个肿块，并抱怨左肩和手臂不适。医生给他开了药，由于需要服药，他不能晒太阳。医生在他的左肺发现了一些异常，但并没有具体说明他们到底发现了什么，只说需要做进一步的检查。

我心里想，这可能是我最后一次见到我的好友了，果然不出所料，这是真的：12 月末，他去世了。诊断结果是胃癌，这很可能与最初的原发性结肠癌有关，是由此引起的继发性癌症，癌细胞转移到了胃和肺。在他的左锁骨上窝出现的肿胀可能是由于癌症引起的淋巴结肿大。

菲尔绍（Virchow）淋巴结

众所周知，左锁骨上窝的肿胀可能是胃癌的最初症状之一，而实际上胃部的恶性肿瘤最初很多是没有症状表现的，它可以在发展到晚期之前不会出现任何症状。这一特殊的左侧淋巴结被称为菲尔绍（Virchow）淋巴结（1848 年以德国病理学家 Rudolf Virchow 命名），而且还有一个可怕的名字——魔鬼淋巴结，原因显而易见。

图 11.9 所示左侧胸导管与淋巴系统的关系像一个蓄水池（与右侧不同）。左侧胸导管负责在淋巴液进入锁骨下静脉系统之前引流身体的大部分淋巴液。如果癌症发生转移，可能会堵塞胸导管，导致淋巴液反流到菲尔绍淋巴结（图 11.9）。

■ 左肩、腹部和腰部疼痛

案例分析 11.10

我之前教过的一位治疗师给我发了一封邮件，说她有一位患者出现左肩、腹部和背部疼痛的症状。该患者还主诉在短时间内体重下降明显。初诊医生告诉患者这是消化不良，就让她回家观察了。

然而，该治疗师担心这不仅仅是消化不良，于是建议让她去医院进行进一步的检查。结果患者被诊断为胰腺癌。不幸的是，在她被确诊后不久就去世了。

此后的 1 周，该治疗师告诉我，她还有一位患者有类似的症状。这位患者是男性，五十多岁，每

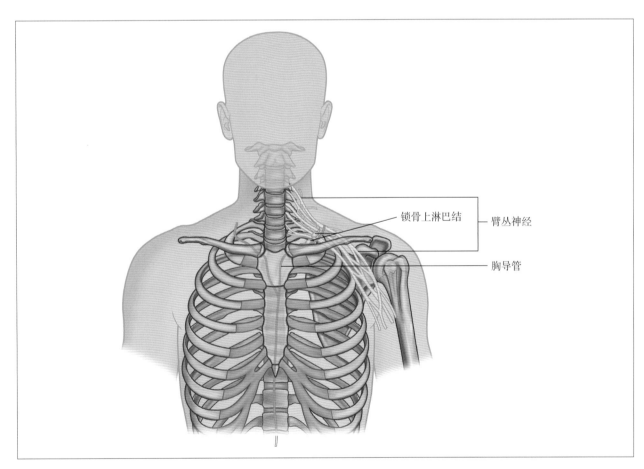

图 11.9　胸导管和锁骨上淋巴结

锁骨上淋巴结

臂丛神经

胸导管

周打 4 次羽毛球，经常骑车。就诊时症状主要集中在左侧的腹股沟，"蜷缩"体位症状会缓解。他还提到左肩和腹部的一些症状。经过转诊，他被诊断出患有胰腺癌，几周后不幸去世。

胰腺

一般来说，胰腺疾病，特别是胰腺癌而不是胰腺炎的情况下，症状可能是非特异性的，其表现的体征和症状相当模糊（图 11.10）。临床实践证明，腰痛可能是患者出现的唯一症状。我可以保证，如果患者走进诊所并表现出下背痛，大多数物理治疗师和医生不会怀疑是胰腺癌，而会考虑其他肌肉骨骼原因引起的腰痛。但是，如果出现下列迹象和症状，应引起怀疑：

- 上腹痛（胃部）辐射到背部
- 不明原因的体重减轻和食欲不振
- 浅色大便
- 深色尿
- 便秘
- 恶心和呕吐
- 下背痛
- 左肩疼痛
- 黄疸

患有胰腺疾病的患者往往通过身体前倾和将膝关节靠近胸前（蜷缩）来缓解症状，而症状有时会因饮酒、进食，甚至走路或伸直双腿平躺（仰卧）加重。

在过去的几年里，我给来自世界各地的治疗师讲课。在这些课程中，我很少谈到胰腺疾病会通过神经系统引起肩部、背部和腹股沟疼痛。这主要是因为我的授课内容太多了，很难把在实践中看到的每一件事都塞进去——这个课程需要持续 5 天而不是 1 天。但是，从现在开始，我可以向你们保证，在我的硕士课程中，我都会谈到胰腺。当我回头看我收到以前学生的邮件，看到她记得我在研讨会上

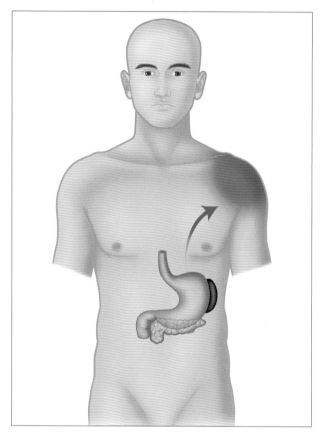

图 11.10　典型的胰腺疼痛区域

提到过肩部疼痛和癌症之间的联系时，我感到无比满意。我很高兴我传递的知识中至少有一些是有价值的。

肾脏

我亲眼见过成千上万的患者，但我不记得有任何一个患者的上肢疼痛与肾脏疾病直接相关。也许是在早期的课程中，我可能忽略了这个导致肩部症状的潜在因素。

如果肾脏与膈肌接触并导致膈肌压力增加，则会导致同侧肩痛（尽管这是任何类型肾脏疾病的罕见症状），有关肾脏与膈神经的关系见第三章和第十章及案例分析 11.4。

涉及肾脏和泌尿系统的所有特定医疗情况不在本文范围之内。然而，有些体征和症状可能需要物理治疗师的关注。肾区痛常见于后肋下和肋椎区（图 11.11），也可波及右下腹，甚至辐射到睾丸 /

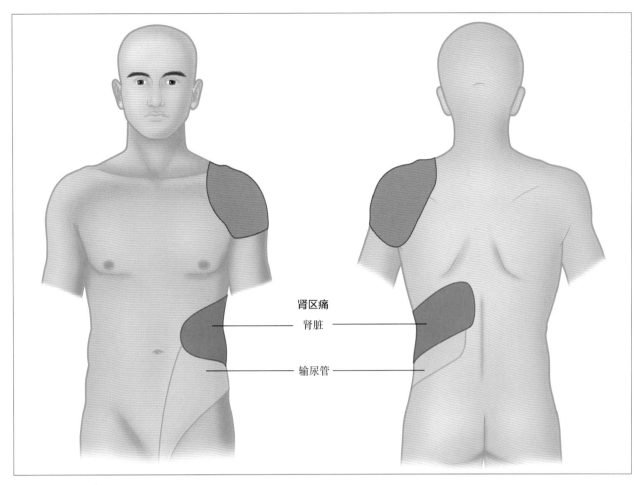

肾区痛

肾脏

输尿管

图 11.11　肾和泌尿系统疾病疼痛的典型部位

生殖器区域。从图 11.11 中可以看到，下背痛和同侧肩部疼痛也可能并存。

■ 短距离步行后坐骨神经痛

案例分析 11.11

多年前，一位 60 岁身材消瘦的男性前来就诊，表现为广泛性坐骨神经痛，疼痛始于右小腿，并向上延伸至大腿部，直至背部右下侧。在过去 2 年里，病情逐渐恶化，他仅行走 200～300 m，下肢和腰部的症状就会加重，此时他不得不因为疼痛（主要是小腿）而停止行走。

病史

这位患者在过去 40 年里每天抽 60 支烟。他的血压为 180/120 mmHg。其右腿无毛且冰冷，远端动脉搏动（胫后和足背）减弱。

当我与学生讨论该特殊病例时，以下疾病被认为是引发其症状的潜在因素：

● L5 或 S1 问题（椎间盘源性）
● 骶髂关节问题
● 腰椎关节突关节的问题
● 梨状肌综合征
● 坐骨神经痛
● 深静脉血栓形成

我们再一次针对该患者的诊断推测进行思考。患者否认有任何特别的背部或臀部疼痛，且无任何可能加重腰痛的髋关节屈曲或旋转的运动史。由于他的小腿没有明显的肿胀或发热，因此我们可以排除血栓形成的可能。

我对诊断的推测是，他只在行走 200～300 m

后就出现小腿疼痛，这意味着腿部肌肉对氧的需求量增加，但供氧似乎有一些困难，导致缺血反应（组织缺乏血液），随后引起相关的软组织疼痛。

让我们思考一下潜在的致病因素，我个人的思考过程如下。腹主动脉移行为股动脉之前发出髂动脉分支，股动脉通过股三角进入腿部。在我看来，他的右髂动脉存在阻塞，限制了血液流向周围，尤其是下肢。这种情况称为间歇性跛行，医学上也称为周围血管疾病（peripheral vascular disease，PVD）。毫无疑问，它主要是由动脉壁增厚引起的，通常称为动脉硬化（图 11.12a）。

该患者最终被转诊至相关专家那里，随后行动脉造影。专家诊断其右髂动脉阻塞，因此进行手术干预。此后患者戒烟并持续监测血压。

间歇性跛行

与案例分析 11.11 中的患者症状相似，间歇性跛行的症状也与椎管狭窄有关，即椎管变窄（图 11.12b），归类为神经性跛行。然而，如前所述，案例分析 11.11 的诊断是由于动脉壁增厚导致

的血管变窄（图 11.12a）。主要区别在于，在神经性跛行中，患者需要弯腰以减轻椎管压力，从而减轻症状，而不仅仅是停止行走。

想象一下这样的情景：Malcolm 和 Doris 都已经 80 岁，他们正步行去商店，但走了 300 m 左右后，因为腿疼，两人都不得不停下来。一方面，Doris 需要停止行走，以便减轻腿部疼痛，因为她患有动脉硬化导致的血管性跛行。另一方面，Malcolm 不得不通过弯腰以减轻腿部症状，因为他患有椎管狭窄引起的神经性跛行。

结论

希望在阅读了本章案例分析后，我的总体目标将得以实现，即让你更清楚地了解一些可能导致患者出现所谓的"肌肉骨骼表现"的情况，特别是颈部、肩部、胸部、下背部和腿部区域疼痛。这些与我之前讨论过的潜在疾病相关的症状可能被归类为红旗征，需要进一步检查。

请记住，许多患者在出现疼痛后会首先寻求物理治疗师的帮助，而不是去看初级保健医生。作为物理治疗师，我们有责任关注所有走进我们诊所大

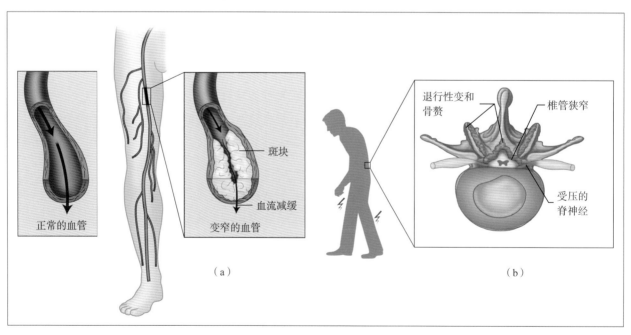

图 11.12 因动脉硬化（a）和椎管狭窄（b），引起双下肢间歇性跛行

门的患者的全面健康状况。我们需要知道何时应给予治疗，重要的是，何时不应给予治疗，更重要的是，何时应咨询专科医生。"何时转诊"，必须是最优先考虑的，因为这可能是生死攸关的情况。我希望到时候你能把这句话记在心里！

当然，还有许多其他的病症，我在这本书里没有提到，这些病症可以通过神经系统引起牵涉痛，并表现为肌肉骨骼疼痛。但是，我的重点是想让大家意识到一些内脏疾病是如何表现为肌肉骨骼的问题。通过最初的正确问诊和体格检查，治疗师有望排除肌肉骨骼问题是患者症状的来源这一想法，尤其是在体格检查时无法再现患者症状的情况下，实际上应该考虑患者出现的症状可能是因内脏问题通过神经系统牵涉引起的，而不是单纯地由肌肉骨骼系统引起的。

第十二章

神经张力（神经动力学）测试

本章介绍的测试是我认为在任何临床环境中都最被认可和最常用的神经（也称为神经动力学）检查步骤。因为操作比较容易，所以在临床上经常使用神经张力测试（nerve tension tests，NTTs）。这些测试用于确定患者的症状是否涉及神经结构的损伤，或者将检查操作纳入治疗方案中使用。下面我将要描述的所有内容，物理治疗师都可以在临床上直接使用。

NTTs 被归类为神经动力学，可以极大地帮助治疗师确定患者神经结构的某个组成部分是否受损。通常，如果测试呈阳性，且患者的症状加重，在某种程度上，可以确定他们的症状与神经系统有关。神经张力测试的目的是测试走行于上肢和下肢周围神经的紧张程度。

通常在处理患侧之前，首先应在无症状侧（非疼痛侧）进行，以引出任何可能的症状/反应，然后在疼痛侧重复该操作。每项测试步骤应逐步、系统地进行，直至患者再现平时所表现的症状（或不再现，视情况而定）。尽管这些测试通常被归类为诊断性测试，但是治疗师可以对测试技术进行治疗性改良，并且将这些特定的动作作为治疗的一部分，以帮助患者神经脱敏，最终减轻症状。

注意：在进行下列任何一项测试时都必须非常小心，尤其是对来到诊所咨询的患者（甚至对自己）。我之所以这么说，是因为我曾见过没有经验的治疗师在进行其中一些测试时，很快诱发患者出现症状，这自然为阳性测试。因为神经是相对容易被过度拉伸的组织，所以我们在测试的关键点上必须格外小心；当这些脆弱的神经组织受到刺激时，它们会表现得非常敏感。我在诊所曾经看到有的患者在测试结束后感到非常痛苦，我认为这种情况是因为治疗师缺乏经验引起的。

简单回顾一下，如果患者在测试体位时，身体出现任何类型的疼痛或感觉改变，如刺痛或麻木（这包括为增加敏感度的改良操作，稍后将解释），则该测试将被视为阳性。通常，感觉的改变发生在颈部、肩部、臂部、手和手指（特别是在进行上肢神经张力测试时）以及下肢，特别是小腿、足和足趾。

我将要讨论的测试有：

1. 直腿抬高（straight leg raise，SLR）试验——拉塞格（Lasegue）征（针对坐骨神经）

2. 股神经牵拉试验——反向 Lasegue 征（针对股神经）

3. 对侧 SLR 试验（针对坐骨神经）

4. slump 试验

5. 上肢张力测试（upper limb tension tests，ULTTs）——正中神经、尺神经和桡神经

■ 1. 直腿抬高（SLR）试验——Lasegue 征

大多数物理治疗师都非常熟悉 Lasegue 征，对于那些可能存在椎间盘突出，并表现出坐骨神经痛的患者，物理治疗师经常会做这种特殊的神经测试。该测试是以 Charles Lasegue 的名字命名的，在 1864 年他第一次将 Lasegue 征描述为将腿伸直并抬高时出现背部疼痛加剧的现象。

当治疗师被动屈曲患者髋关节至 30°~70° 时，通常患者的腰部和腿部会出现坐骨神经症状，这提示腰椎间盘病变，常发生在 L4~S1 神经根。如果患者在髋关节屈曲 30° 以下感到疼痛，这提示可能存在急性的脊柱症状，可能与多种类型的脊柱疾病有关，如急性脊椎滑脱甚至肿瘤。患者在屈曲 70° 后出现的疼痛可能是因为腘绳肌紧张引起的。

操作技术

- 嘱患者仰卧位。
- 检查双下肢，一般从健侧开始（无症状侧）。
- 治疗师移动患者的下肢。
- 先缓慢将患者下肢内旋，然后抬起下肢进行屈髋。
- 如果患者在屈髋 30°~70° 范围内出现坐骨神经痛或背部疼痛，表明该测试为阳性（图 12.1）。

  直腿抬高试验的要点：

  1. 患者仰卧
  2. 髋关节内旋
  3. 髋关节屈曲 30°~70°

改良的 SLR 试验

我们可以在标准的 SLR 试验中增加一些细微的改变，以增强神经的敏感性；因为这些改变增加了被测试的神经结构的特异性，所以可能会有更好的效果。

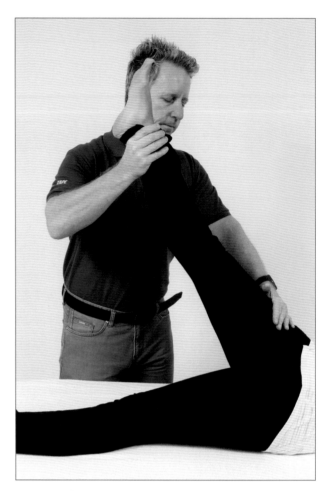

图 12.1　直腿抬高（SLR）试验：当患者髋关节屈曲至 50° 时出现坐骨神经痛症状

SLR 试验附加踝关节背伸

在第一个附加测试中，首先进行标准的 SLR 试验，以评估是否会加重患者神经系统的症状，尤其在小腿后部和足部。随后，治疗师缓慢放下患侧下肢使其低于标准的 SLR 体位，同时缓慢地被动背伸患者的踝关节，因为这会拉伸坐骨神经的胫神经分支（图 12.2）。

SLR 试验附加踝关节跖屈内翻

第二个附加测试与第一个类似，但是如果患者在下肢和足背出现症状，治疗师需要将其下肢低于标准的 SLR 体位，同时缓慢、被动地将患者的踝关节跖屈内翻，因为这将会拉伸坐骨神经的腓总神经分支（图 12.3）。

SLR试验

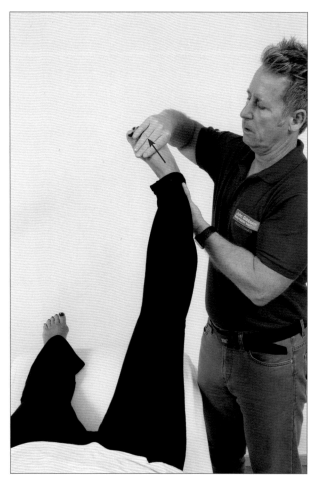

图 12.3　SLR 试验附加踝关节跖屈内翻

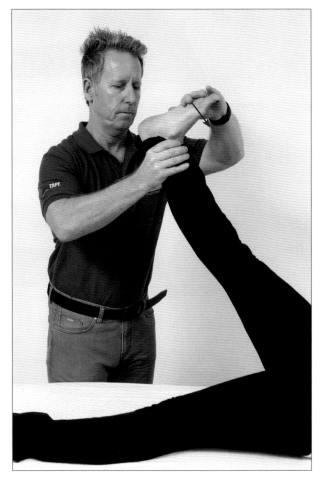

图 12.2　SLR 测试附加踝关节背伸

SLR 试验附加颈部屈曲

　　第三种选择还是从 Lasegue 位开始，但这一次要求患者在出现腿部症状时将其下颌慢慢地贴近胸部。如果包括颈椎屈曲的活动加剧了腿部症状，则这是椎间盘疾病的另一项阳性测试，因为颈椎屈曲使脊髓硬脊膜受到了拉伸（图 12.4）。

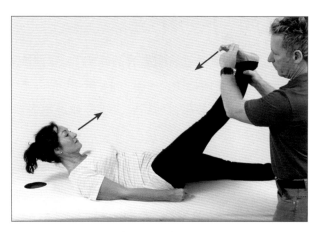

图 12.4　SLR 试验附加颈椎屈曲

况，在这种情况下，患者通常会在股四头肌的大腿前部区域出现神经系统症状，如图 12.5 所示。

■ 2. 股神经牵拉试验——反向 Lasegue 征

操作技术

　　反向 Lasegue 征可用于评估股神经的受累情

● 嘱患者俯卧。

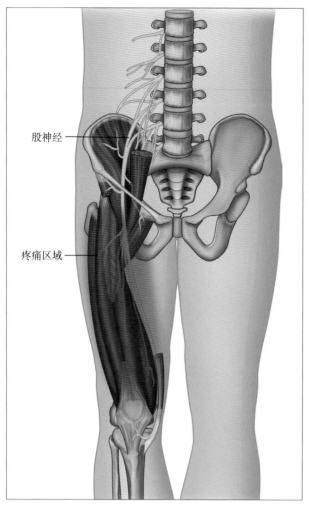

图 12.5 位于大腿前部的股神经痛

- 首先，治疗师通过屈曲患者的膝关节，对股四头肌进行简单的拉伸，如图 12.6a 所示。
- 然后保持膝关节屈曲的同时，缓慢伸展患者的髋关节。
- 如果这种操作使症状加重，则表明股神经痛在测试中呈阳性，如图 12.6b 所示。

  反向 Lasegue 征的要点：

  1. 患者俯卧位
  2. 膝关节屈曲
  3. 髋关节伸展

股神经测试

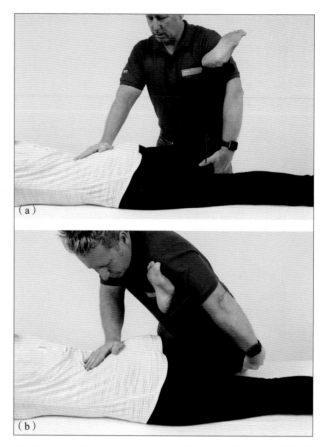

图 12.6 反向 Lasegue 征：（a）股神经牵拉；（b）膝关节屈曲伴随髋关节伸展

■ 3. 对侧 SLR 试验——坐骨神经症状

我认为对侧 SLR 试验能够有效地评估潜在的椎间盘病变，即使物理治疗师们并不经常进行该测试。假设在患者左腿后部存在神经性疼痛。治疗师对他们的右腿进行 SLR 试验（图 12.7），或者对他们的右腿进行简单的腘绳肌拉伸，此时患者可能会感觉对侧腿的症状有所加剧（在这种情况下为左腿）。该测试表明腰椎下段椎间盘存在病变。

■ 4. slump 试验

slump 试验可能是识别坐骨神经痛最常用的方法之一。该试验通常分阶段进行，为了更适合自己使用，我改良了操作方式（与最初呈现在我面前的

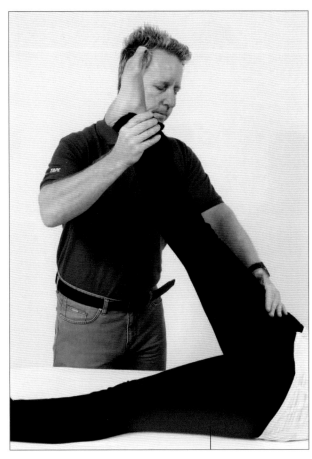

图 12.7　对侧 SLR 试验——左腿后部感到疼痛

2. 膝关节伸展

3. 踝关节背伸

4. 胸椎屈曲

5. 颈部屈曲

slump 试验

■ 5. 上肢张力测试

在我 5 年的整骨学习课程中，以下这些技术并没有专门涉及，这听上去可能有点奇怪。然而，我在很多年前就开始接受神经专业培训，从那以后我学到了很多技术，所以现在我已经熟悉下述的内容。

为了评估颈神经根病变，如果可能的话，我们可以尝试对臂丛的个别周围神经进行测试。本文所关注的神经是正中神经、尺神经和桡神经。这些特定的测试首先由 Elvey（1994）进行了描述，毋庸置疑这就被称为 Elvey 试验，也被称为臂丛神经张力测试，但是在临床实践中，最常用的术语是上肢张力测试（ULTTs）。

下面我们将要进行的特定神经张力测试可通过其测试名称呈现出来；如果确定发现阳性结果，则可以利用这些测试技术松动被压迫的神经。

相比），尽管如此，我相信该测试的所有步骤都可以整合到一个简单的操作中。

操作技术

- 嘱患者直坐在治疗床边上，手置于后背，腿悬于床沿（图 12.8a ~ d）。
- 如果患者右腿疼痛，应先测试其无症状侧的肢体：嘱患者伸直左侧膝关节，然后背伸左侧踝关节。
- 嘱患者身体前倾（胸椎的屈曲活动），最后可以将下颌贴近胸部。
- 在患者疼痛的一侧重复该操作。
- 如果患者出现坐骨神经痛，则其中的大多数附加动作会增加其疼痛。

　　slump 试验的要点：

　　1. 患者坐位，同时双手置于背后

正中神经

- 嘱患者仰卧。
- 首先，使患者肩带处于下沉位置，肩关节外展、外旋至 90°（图 12.9a ~ b）。
- 然后，被动伸展腕关节和手指（图 12.9c）。
- 从该位置开始，缓慢伸展患者的肘关节，确保其前臂处于旋后状态（图 12.9d）。
- 最后，嘱患者将头偏向对侧（图 12.9e）。
- 如果手臂的症状加重，则为正中神经受累。

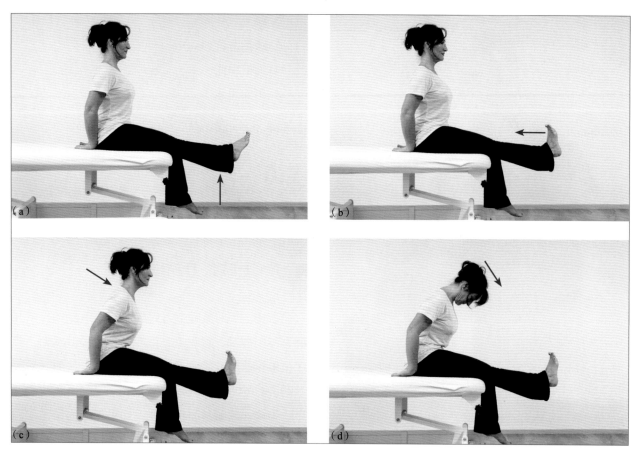

图12.8 slump试验：（a）患者坐位，双手后伸，膝关节伸展；（b）患者踝关节背伸；（c）胸椎屈曲；（d）最后一个附加动作，即颈椎屈曲

正中神经上肢张力测试的要点：

1. 患者仰卧

2. 肩带下沉

3. 肩关节外旋

4. 肩关节外展至90°

5. 腕关节和手指伸展

6. 肘关节伸展

7. 颈部向对侧屈曲

正中神经上肢张力测试

尺神经

● 嘱患者仰卧。

● 首先，使患者肩带处于下沉位置，肩关节外旋，然后缓慢屈曲其肘关节，同时将肩关节外展至90°（图12.10a~c）。

● 接下来，缓慢伸展患者的腕关节和手指，同时将前臂旋前（图12.10d~e）。

● 从这个位置开始，缓慢屈曲患者的肘关节，同时外展患者的肩关节超过90°（图12.10f）。

● 最后，嘱患者将颈部向对侧屈曲（图12.10g）。

● 如果手臂的症状加重，则为尺神经受累。

尺神经上肢神经张力测试的要点：

1. 患者仰卧

2. 肩带下沉

3. 肩关节外旋

4. 肘关节屈曲同时肩关节外展至90°

5. 腕关节和手指伸展

6. 前臂旋前

7. 肘关节屈曲超过90°

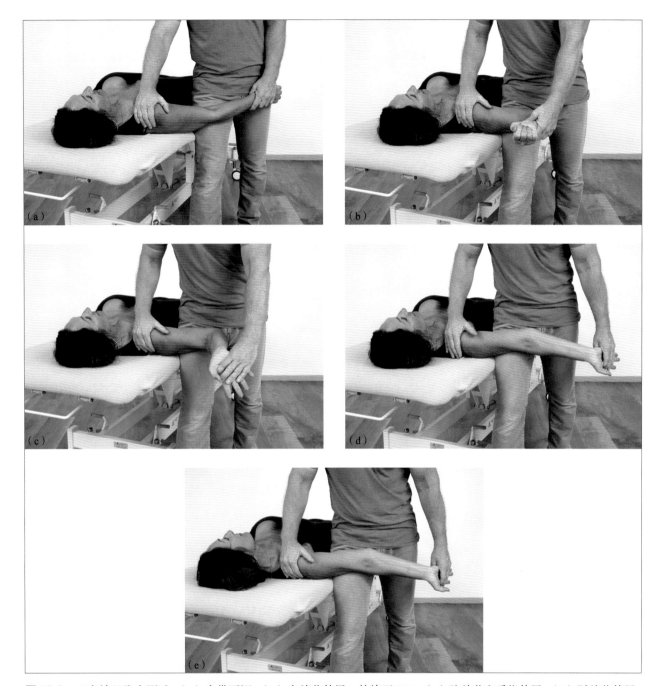

图 12.9　正中神经张力测试：（a）肩带下沉；（b）肩关节外展、外旋至 90°；（c）腕关节和手指伸展；（d）肘关节伸展；（e）颈部向对侧屈曲

8. 肩关节外展超过 90°

9. 颈部向对侧屈曲

尺神经上肢张力测试

桡神经

- 嘱患者仰卧。

- 首先，使患者肩带处于下沉位置，然后将患者的手臂充分内旋（图 12.11a～b）。

- 然后缓慢屈曲患者的腕关节、手指，腕关节尺侧偏（图 12.11c～d）。

- 从该位置将患者的肩关节外展至 70°～90°

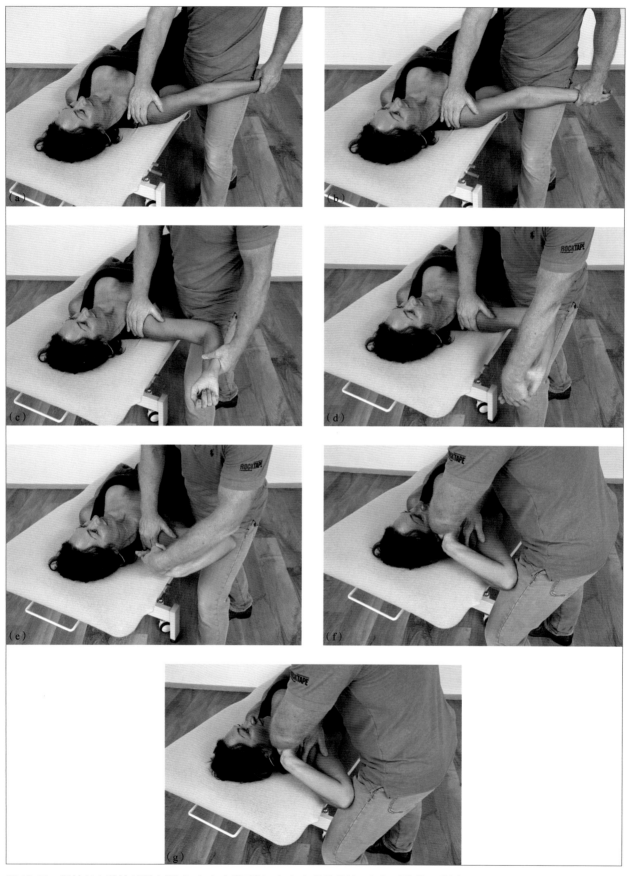

图 12.10 尺神经上肢神经张力测试：（a）肩带下沉；（b）肩关节外旋；（c）肘关节屈曲同时肩关节外展至 90°；（d）腕关节和手指伸展；（e）前臂旋前；（f）肘关节屈曲，同时肩关节外展超过 90°；（g）颈部向对侧屈曲

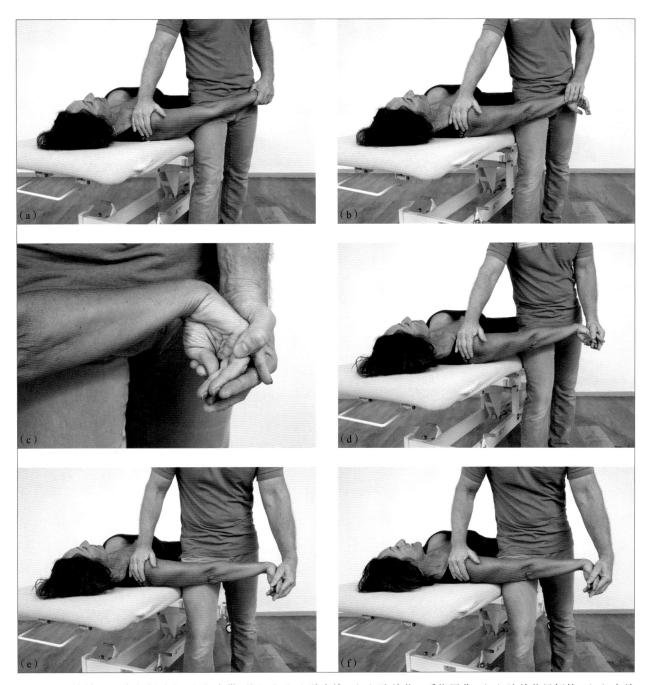

图 12.11 桡神经上肢张力测试：（a）肩带下沉；（b）上臂内旋；（c）腕关节、手指屈曲；（d）腕关节尺侧偏；（e）肩关节外展至 70°~90°；（f）颈部向对侧屈曲

（图 12.11e）。

- 最后，嘱患者将颈部向对侧屈曲（图 12.11f）。
- 如果手臂的症状加剧，则为桡神经受累。

桡神经上肢张力测试的要点：

1. 患者仰卧

2. 肩带下沉

3. 上臂内旋

4. 腕关节、手指屈曲

5. 腕关节尺侧偏

6. 肩关节外展至 70°~90°

7. 颈部向对侧屈曲

桡神经上肢张力测试

总结

我个人认为，所有参与评估和随后进行治疗或转诊患者的治疗师至少应该具备基本的技能和鉴别能力，以明确周围神经系统功能是否正常。

举个例子。许多按摩治疗师永远不会学到任何与神经系统有关的知识（特别是在英国）。这是培训课程的一个主要缺点，非常令人汗颜，但却是一种相对正常的状态，特别是在短期的强化课程中。但是在他们职业生涯中的某个时刻，某位按摩治疗师可能会遇到日常活动中有肩关节和手臂的疼痛并伴随抬起上臂无力的患者。治疗师可能会对疼痛区域（可能的症状）进行治疗，而不是试图找出哪些结构问题是导致患者出现症状的真正原因。

我希望阅读完这本书后，你会意识到上述的患者可能已经出现颈椎间盘突出，并且突出物已经压迫到 C5 神经根，这也许可以解释他们为什么在抬起上臂时觉得无力，并且随后在肩关节区域出现疼痛。如果你按照完整的评估程序，如检查简单的髌反射，并结合肌力评估（肌节）和通过皮节进行感觉评估，没有忘记在患者初次咨询期间最关注的核心问题，这样可能会形成一个合理的假设来解释患者出现疼痛的原因。

一旦治疗师掌握了所有这些额外的知识，他们就可以选择最佳治疗策略，实际上，也很可能将患者转诊给专科医生做进一步的检查，如 MRI。然而，如果治疗师自信又有能力，他们可能会决定先对患者进行治疗，必要时再转诊患者。这样他们至少会更好地了解疼痛的来源（如颈部），而不是简单地按摩疼痛的部位（如肩部和手臂）。如果采用正确的治疗策略，患者的症状可能会开始减轻。当然，如果症状持续存在，那么推荐的治疗方案就是转诊。

我的目标是编写一本治疗师（主要是）能够真正理解的关于神经的不同主题的书，但更重要的是，能够让他们感兴趣，所以他们才能享受正在阅读的内容，并能够记住一些读过的内容。这正是我编写所有书的主要目的：我希望读者们能体验到阅读带给他们的兴奋和期待，并从我所编写的内容中收获真正的满足。如果他们不这么认为，那又有什么意义呢？否则，我的著作就会像其他的书一样被放在书架上，永远不会被拿来阅读。可悲的是，这些书唯一的作用就是收集灰尘，就像一瓶陈年的葡萄酒一样……我们时不时地看着瓶子，把灰尘吹掉，然后把它放回原处，而不去品尝它。我的初衷会一直伴随着你们！

附录

表 A.1 脑神经列表

序号	神经名称	神经类型	功能
I	嗅神经	感觉	嗅觉
II	视神经	感觉	视觉
III	动眼神经	运动	眼球的大部分运动控制
IV	滑车神经	运动	眼球协调（上斜肌）
V	三叉神经	混合	面部和口腔感觉，肌肉的咀嚼控制
VI	外展神经	运动	眼外展（外直肌）
VII	面神经	混合	面部表情肌，泪腺和唾液腺（味觉）
VIII	前庭蜗神经	感觉	听觉和平衡
IX	舌咽神经	混合	咽反射，味觉，吞咽
X	迷走神经	混合	咽反射，心脏控制，内脏副交感神经支配
XI	副神经	运动	耸肩和颈部运动
XII	舌下神经	运动	吞咽，发声，舌的运动

表 A.2 上、下运动神经元病变的差异

UMN 病变症状	LMN 病变症状
反射亢进	反射减弱
高张力	低张力
痉挛	软瘫
巴宾斯基征阳性	巴宾斯基征阴性
阵挛	束颤和纤颤

表 A.3 上肢和下肢的特异性反射

测试反射区域	对应的脊柱水平
肱二头肌腱	C5
肱桡肌（前臂）	C6
肱三头肌（肘）	C7
内收肌	L3
髌腱	L4
内侧腘绳肌	L5
跟腱	S1
足底（足）	S1
肛门外括约肌	S3/S4
巴宾斯基征（足底）	上运动神经元（CNS）

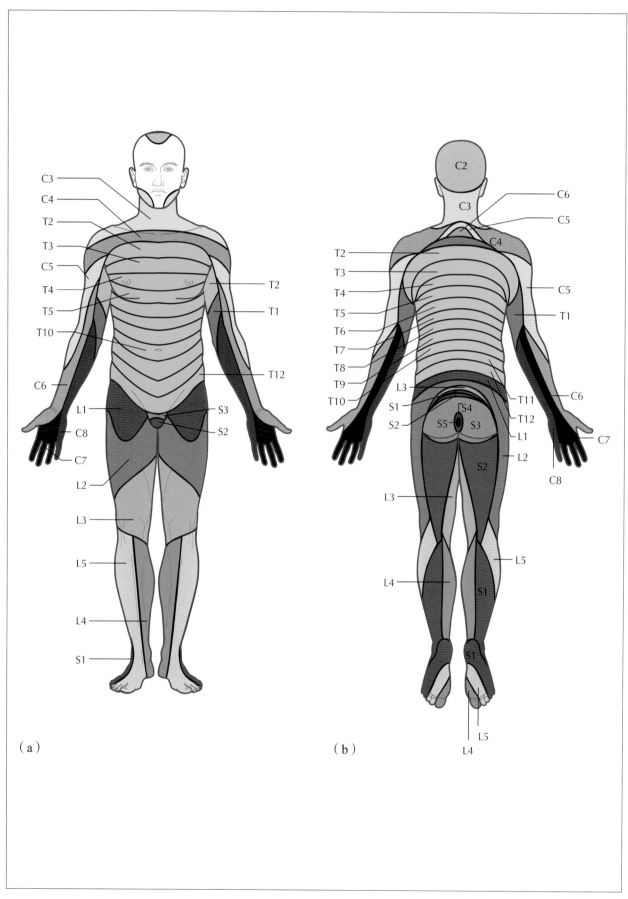

图 A.1　躯体皮节分布图：（a）前面观；（b）后面观

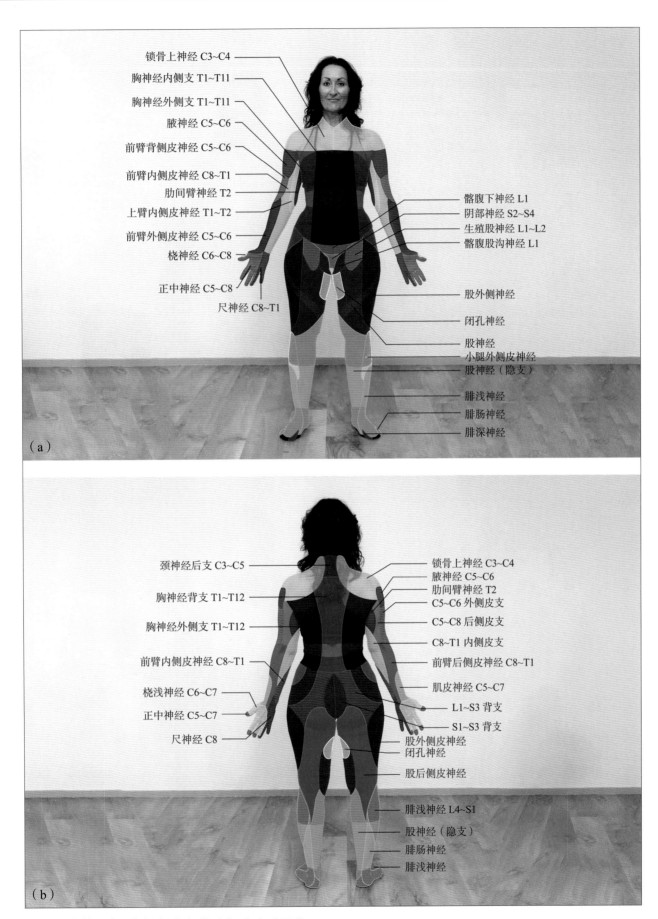

锁骨上神经 C3~C4
胸神经内侧支 T1~T11
胸神经外侧支 T1~T11
腋神经 C5~C6
前臂背侧皮神经 C5~C6
前臂内侧皮神经 C8~T1
肋间臂神经 T2
上臂内侧皮神经 T1~T2
前臂外侧皮神经 C5~C6
桡神经 C6~C8
正中神经 C5~C8
尺神经 C8~T1

髂腹下神经 L1
阴部神经 S2~S4
生殖股神经 L1~L2
髂腹股沟神经 L1

股外侧神经
闭孔神经
股神经
小腿外侧皮神经
股神经（隐支）
腓浅神经
腓肠神经
腓深神经

（a）

颈神经后支 C3~C5
胸神经背支 T1~T12
胸神经外侧支 T1~T12
前臂内侧皮神经 C8~T1
桡浅神经 C6~C7
正中神经 C5~C7
尺神经 C8

锁骨上神经 C3~C4
腋神经 C5~C6
肋间臂神经 T2
C5~C6 外侧皮支
C5~C8 后侧皮支
C8~T1 内侧皮支
前臂后侧皮神经 C8~T1
肌皮神经 C5~C7
L1~S3 背支
S1~S3 背支
股外侧皮神经
闭孔神经
股后侧皮神经

腓浅神经 L4~S1
股神经（隐支）
腓肠神经
腓浅神经

（b）

图 A.2　躯体皮神经分布图：（a）前面观；（b）后面观

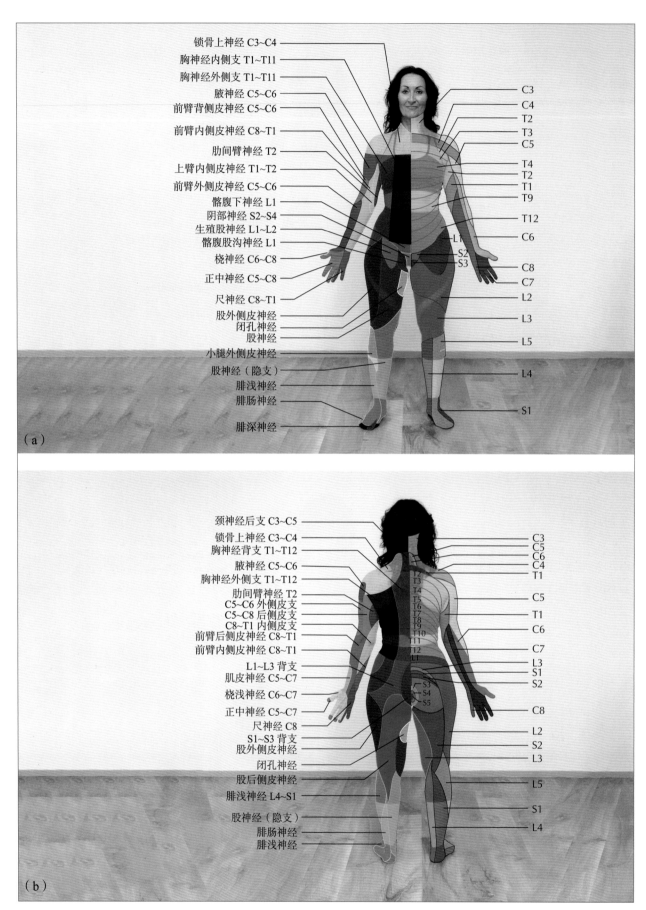

锁骨上神经 C3~C4
胸神经内侧支 T1~T11
胸神经外侧支 T1~T11
腋神经 C5~C6
前臂背侧皮神经 C5~C6
前臂内侧皮神经 C8~T1
肋间臂神经 T2
上臂内侧皮神经 T1~T2
前臂外侧皮神经 C5~C6
髂腹下神经 L1
阴部神经 S2~S4
生殖股神经 L1~L2
髂腹股沟神经 L1
桡神经 C6~C8
正中神经 C5~C8
尺神经 C8~T1
股外侧皮神经
闭孔神经
股神经
小腿外侧皮神经
股神经（隐支）
腓浅神经
腓肠神经
腓深神经

C3
C4
T2
T3
C5
T4
T2
T1
T9
T12
C6
L1
S2
S3
C8
C7
L2
L3
L5
L4
S1

（a）

颈神经后支 C3~C5
锁骨上神经 C3~C4
胸神经背支 T1~T12
腋神经 C5~C6
胸神经外侧支 T1~T12
肋间臂神经 T2
C5~C6 外侧皮支
C5~C8 后侧皮支
C8~T1 内侧皮支
前臂后侧皮神经 C8~T1
前臂内侧皮神经 C8~T1
L1~L3 背支
肌皮神经 C5~C7
桡浅神经 C6~C7
正中神经 C5~C7
尺神经 C8
S1~S3 背支
股外侧皮神经
闭孔神经
股后侧皮神经
腓浅神经 L4~S1
股神经（隐支）
腓肠神经
腓浅神经

C3
C5
C6
C4
T1
C5
T1
C6
C7
L3
S1
S2
C8
L2
S2
L3
L5
S1
L4

T2
T3
T4
T5
T6
T7
T8
T9
T10
T11
T12
L1

S3
S4
S5

（b）

图 A.3 躯体皮节和皮神经分布对照图（a）前面观；（b）后面观

表 A.4　皮节和皮神经

皮节	皮神经
皮节是指由单个脊神经根支配的躯体感觉区	皮神经支配是指由确切的皮神经纤维支配的局部皮肤感觉区域

表 A.5　上半身皮节分布

上半身皮节定位	脊髓节段
枕骨隆突和颈后	C2
颈前和锁骨上窝	C3
锁骨上窝和肩锁关节	C4
锁骨下和肘以上的上肢区域	C5
前臂外侧和拇指	C6
中指	C7
小指	C8
前臂内侧	T1

表 A.6　胸段（脊髓）皮节分布

胸段（脊髓）皮节定位	脊髓节段
前臂内侧	T1
上臂内侧和腋窝	T2
乳头线以上	T3
乳头线水平	T4
剑突以上	T5
剑突水平	T6
剑突以下	T7
剑突与脐连线中点	T8
脐上	T9
脐水平	T10
脐下	T11
耻骨上区域，至髂嵴水平	T12

表 A.7　下半身皮节分布

下半身皮节定位	脊髓节段
腹股沟韧带下方，腹股沟	L1
大腿上部	L2
大腿前面至膝水平	L3
小腿内侧区域和内踝	L4
小腿外侧区域，足背及 1~4 趾	L5
足外侧和小趾、外踝、足跟和足底的大部分	S1
大腿后面和腘窝	S2
肛周的同心环，坐骨结节区域	S3
会阴部皮肤	S4
肛周皮肤及会阴部	S5

注：前文提到皮节定位缺乏一致性，这是一个有趣的现象。一方面，一些皮节图显示 L5 皮节覆盖了踇趾，而另一些图则显示 L4 皮节覆盖了这个区域。因此，请记住，差异确实存在，所以很难说哪一个是正确的。

表 A.8　肌力分级

0	未见肌肉收缩
1	可见肌肉收缩，但不引起关节活动
2	无重力时可引起主动关节运动
3	能克服重力完成运动，但无法对抗检查者施加的阻力
4	肌群能克服重力并可对抗检查者施加阻力完成运动
5	能够对抗检查者施加的最大阻力并完成运动

表 A.9　上肢肌节分布

上肢肌节定位	脊髓节段
颈部屈曲 / 伸展	C1/C2
颈部侧屈	C3
耸肩	C4
肩外展和肘屈曲	C5
肘屈曲和腕伸展	C6
肘伸展、腕屈曲和手指伸展	C7
手指屈曲	C8
手指外展和内收	T1

表 A.10　下肢肌节分布

下肢肌节定位	脊髓节段
髋屈曲	L2
膝伸展	L3
踝背伸	L4
踇趾伸展	L5
踝跖屈 / 外翻和髋伸展	S1
膝屈曲	S2

参考文献

Adson, A.W., and Coffey, J.R. 1927. "Cervical rib: A method of anterior approach for relief of symptoms by division of the scalenus anticus," *Ann Surg* 85: 839–857.

Anekstein, Y., Blecher, R., Smorgick, Y., et al. 2012. "What is the best way to apply the Spurling test for cervical radiculopathy," *Clin Orthop Relat Res* 470(9): 2566–2572.

Boyling, J.D., and Palastanga, N. (eds) 1994. *Grieve's Modern Manual Therapy: The Vertebral Column*, 2nd edn, Edinburgh: Churchill Livingstone.

Dyck, P.J., Karnes, J., O'Brien, P., et al. 1984. "Spatial pattern of nerve fibre abnormality indicative of pathologic mechanism," *Am J Pathol* 117(2): 225–238.

Elvey, R.L. 1994. "The investigation of arm pain," in Boyling and Palastanga (1994).

Esene, I.N., Meher, A., Elzoghby, M.A., et al. 2012. "Diagnostic performance of the medial hamstring reflex in L5 radiculopathy," *Surg Neurol Int* 3: 104.

Gillard, J., Perez-Cousin, M., Hachulla, E., et al. 2001. "Diagnosing thoracic outlet syndrome: Contribution of provocation tests, ultrasonography, electrophysiology, and helical computed tomography in 48 patients," *Joint Bone Spine* 68: 416–424.

Malanga, G.A., and Nadler, S.F. 2006. *Musculoskeletal Physical Examination: An Evidence-based Approach*, Philadelphia: Mosby, 50–51.

Naffziger, H.C., and Grant, W.T. 1938. "Neuritis of the brachial plexus mechanical in origin: The scalene syndrome," *Surg Gynecol Obstet* 67: 722.

Novak, C.B., and Mackinnon, S.E. 1996. "Thoracic outlet syndrome," *Occupat Disord Manag* 27(4): 747–762.

Plewa, M.C., and Delinger, M. 1998. "The false positive rate of thoracic outlet syndrome shoulder maneuvers in healthy individuals," *Acad Emerg Med* 5: 337–342.

Rezzouk, J., Uzel, M., Lavignolle, B., et al. 2004. "Does the motor branch of the long head of the triceps brachii arise from the radial nerve?," *Surg Radiol Anat* 26(6): 459–461.

Rob, C.G., and Standeven, A. 1958. "Arterial occlusion complicating thoracic outlet compression syndrome," *Br Med J* 2: 709–712.

Roos, D. 1996. "Historical perspectives and anatomic considerations: Thoracic outlet syndrome," *Semin Thorac Cardiovasc Surg* 8(2): 183–189.

Smith, D.R., Kobrine, A.I., and Rizzoli, H.V. 1977. "Absence of autoregulation in peripheral nerve blood flow," *J Neurol Sci* 33: 347–352.

Spurling, R.S., and Scoville, W.B. 1944. "Lateral rupture of the cervical intervertebral discs: A common cause of shoulder and arm pain," *Surg Gynecol Obstet* 78: 350–358.

Umphred, D.A. (ed.) 2001. *Neurological Rehabilitation*, 4th edn, St Louis: Mosby.

Umphred, D.A., Byl, N., Lazaro, R.T., and Roller, M. 2001. "Interventions for neurological disabilities," in Umphred (2001), 56–134.

Vanti, C., Natalini, L., Romeo, A., et al. 2007. "Conservative treatment of thoracic outlet syndrome: A review of the literature," *Eura Medicophys* 43: 55–70.

索引